성모아이한의원 치료 후 서양의학적인 방법으로 낫지 않던 난치성 뇌전증
항경련제를 모두 끊고 경련이 2년 이상 재발되지 않은 실제 경험 26례

"뇌전증 완치 실제 사례"

뇌전증 완치 실제 사례

초판 1쇄 발행 2020년 1월 3일

지은이 김성철
펴낸이 장길수
펴낸곳 지식과감성#
출판등록 제2012-000081호

디자인 장홍은
편집 이현, 장홍은
교정 박솔빈
마케팅 고은빛

주소 서울시 금천구 가산동 벚꽃로 298 대륭포스트타워 6차 1212호
전화 070-4651-3730~4
팩스 070-4325-7006
이메일 ksbookup@naver.com
홈페이지 www.knsbookup.com

ISBN 979-11-6275-941-7(13510)
값 12,000원

ⓒ 김성철 2020 Printed in Korea

잘못된 책은 구입하신 곳에서 바꾸어 드립니다.
이 책의 전부 또는 일부 내용을 재사용하려면 사전에 저작권자와 펴낸곳의 동의를 받아야 합니다.

이 도서의 국립중앙도서관 출판예정도서목록(CIP)은 서지정보유통지원시스템
홈페이지(http://seoji.nl.go.kr)와 국가자료공동목록시스템(http://www.nl.go.kr/kolisnet)에서
이용하실 수 있습니다. (CIP제어번호 : CIP2019052370)

홈페이지 바로가기

성모아이한의원 치료 후 서양의학적인 방법으로 낫지 않던 난치성 뇌전증
항경련제를 모두 끊고 경련이 2년 이상 재발되지 않은 실제 경험 26례

뇌전증 완치 실제 사례

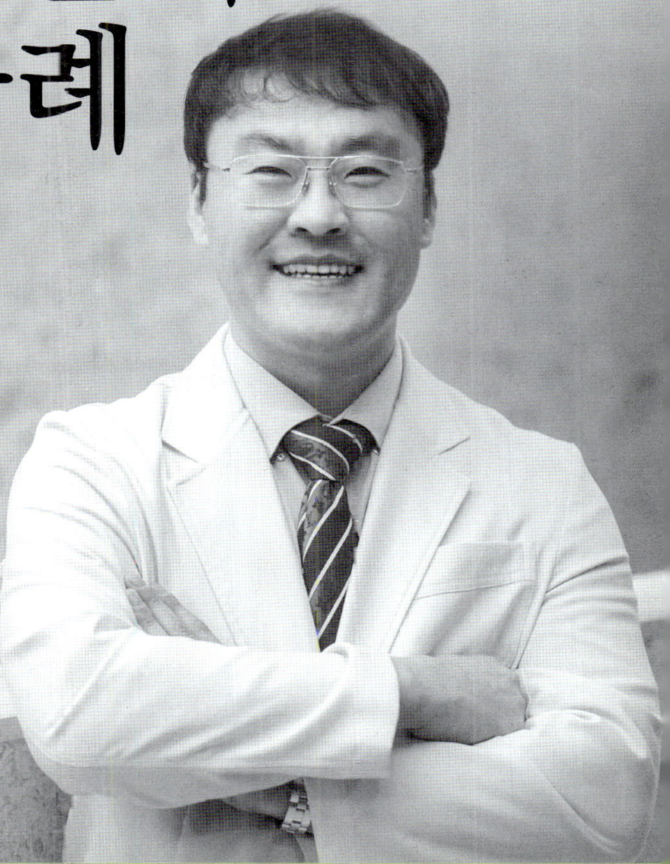

著者
前 동국대 한의학과 교수
한의학 박사 **김성철**

1999년 성모아이한의원 개원 이후 항경련제만으로 조절이 되지 않는 수많은 뇌전증 환자들이 완치되었습니다.

20년간 10만 건 이상의 처방 경험을 통해 완성된 뇌전증 치료 사례를 통해 뇌전증 경련 완화와 항경련제의 부작용 극복이라는 두 가지 숙제를 해결했습니다.

도서출판 since1999 성모아이

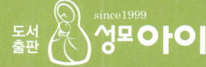

| 머리말 |

  1999년 본원은 국내 최초로 소아난치병 치료를 표방한 이래로 해외 12개국을 비롯해 국내외에서 수많은 뇌전증 환아들을 완치했습니다.

  완치란, 장기간 항경련제의 복용으로도 수년간 반복되던 경련과 항경련제의 부작용으로 발생되던 문제가 본원에서 근본치료 후 완전히 항경련제를 끊고도 만 2년간 재발되지 않고 정상인지 상태를 찾는 것입니다. 더욱 놀라운 것은 본원에서 3~5년 치료받은 대부분의 환아들이 경련의 재발만 없을 뿐만 아니라 인지 발달, 놀라운 성장 속도와 잦은 감기에서 완전히 벗어날 만큼의 면역력을 가진 상태가 된다는 것입니다.

  국내외에서 뇌전증 진단 후 수년간의 항경련제 복용으로도 뇌전증이 치료되지 않아 항경련제의 양을 늘리고, 약의 개수를 증가, 케톤식이요법, 스테로이드 요법, 뇌량 절제 수술을 했으나 끝내 서양의학적인 방법으로도 뇌전증이 반복되고 약물로 인한 2차적인 기능 저하로 고민하고 끝내 포기 직전까지 이르러서 마지막 희망으로 내원한 수많은 환자들이 본원에서 완치되었습니다.

이후 새 삶을 찾게 된 수많은 아이들의 결과물을 통해 뇌전증, 소아간질, 영아연축 치료의 접근에 있어서 새로운 희망을 볼 수 있게 되었습니다.

특히 생후 3~6개월에 영아연축 진단을 받아서 항경련제를 복용하였으나 경련과 발달이 모두 절망적이었던 영아연축 환아들이 본원에서 항경련제를 모두 끊고 정상 발달한 기적 같은 일이 많이 일어났습니다.

기존 의학에서는 '뇌전증'이라는 단어가 의미하는 그대로 뇌세포가 전기 통한 것처럼 흥분되어서 증상이 생긴 것이라고 생각합니다. 그렇기에 뇌파검사만을 시행한 후 신경계의 흥분을 억제하는 항경련제 약물 처방을 경련을 할 때마다 증량하고, 뇌파상 이상흥분이 보이면 경련이 없더라도 적극적으로 항경련 약물을 늘리고, 추가하는 경우가 많습니다.

하지만, 20년간의 임상경험상 뇌파검사가 정상인데도 경련이 반복되는 아이들이 많았고, 뇌파상 경련파가 뚜렷하다 하더라도 그 진단이 반드시 경련이 나타난다는 의미가 아니라는 것입니다.

가장 큰 문제는 수많은 아이들이 중추신경계를 억제하는 약물을 수년, 수십여 년간 증량해 가는데도 불구하고 경련 양상이 심해지고, 중추신경 억제의 부작용으로 나타나는 인지 발달 저하, 보행장애, 감각처리 장애 등으로 나타나는 두수히 많은 환아들을 봅니다.

뇌 신경계의 발달은 영유아 시기에 하루가 다르게 급속도로 이루어집니다. 만 5세 전후에 성인 뇌 신경계의 90% 이상이 완성이 되며, 이 과정에서 장기적으로 복용하는 뇌 신경 억제제의 장기간 복용이 인지 발달과 정상 뇌 발달에 악영향을 미친다는 것은 의학계에서는 자명한 사실입니다.

한의학에서는 단순히 뇌의 신경세포의 과잉 흥분이 아닌 '간질', '경기'라는 전통적인 표현을 통해 평소에 예민하고, 잘 놀라는 심장기능이 약한 아이들이 면역이 떨어지거나, 일시적인 순환장애로 인해 나타나는 증상으로 인식합니다. 체질과 증상에 맞는 천연거름을 주어 정상적인 순환과, 심장기능, 위장기능의 개선을 통해 치료해 온 수백 년간의 임상기록을 토대로 20년간의 시행착오 끝에 근본치료 사례가 축적되어 오고 있습니다.

최근 본원에서 가장 오래 치료를 받고 있는 의사 부부의 맏이인 L군은, 동료 한의사의 소개를 통해 처음 내원을 했습니다. 처음 내원 당시 상태는 매우 충격적으로 4년간 항경련제의 지속적인 증량으로 경련은 지속되어 네 종류의 항경련제를 증량한 후 3학년인데도 기저귀를 차야 했으며, 보행이 어려워 의사인 아빠가 업고 내원해야 했습니다. L 군은 눈빛이 탁하고 보행이 어려웠으며, 표현이 줄어들었습니다. 이와 더불어 기본적인 학교생활을 할 수 없는 상태였고 대소변 가리기도 어려운 상태였습니다. 3학년임에도 기본적인 덧셈 뺄셈조차 못 하는 상태였습니다.

L 군은 치료 1년 만에 수학 시험에서 100점 맞아 모두를 놀라게 했습니다. 과정은 쉽지만은 않습니다. 의사 부부와 항경련제는 첫날부터 전

면 중단하였고 서서히 눈빛 표정이 개선되더니 지금은 치료 8년 차가 되었는데 4년간 경련이 없이 완치되었습니다. 또한 비염, 축농증으로 항생제, 항히스타민제의 복용이 사라지고 중학교 2학년임에도 성장 발달 역시 매우 빠른 속도로 진행 중입니다.

경련을 보이는 70% 아동은 뇌뿐만 아니라 인체의 허약증을 동반하고 있습니다. 뇌전증은 경기이기 대문에, 심장기능을 강화시키고 특히 잦은 감기에 화학약품의 남용은 면역 저하로 잦은 염증질환과 경련을 유발할 수 있습니다. 소아들은 위장, 급성위염, 장염으로 경련이 유발되는 경우가 많기 때문에 소화기능을 개선시켜야 하고 면역이 개선되면 쉽게 경련이 재발하지 않습니다.

사회적 편견으로 인해 중도 포기하는 경우가 있어서 모든 뇌전증을 근본치료하지는 못했지만 많은 소아간질 환아들이 기적적으로 완치되어가고 있습니다. 뇌전증으로 고민하는 또 다른 많은 가정에 희망을 드리기 위해서 치료에 매진하겠습니다.

수많은 뇌전증 완치 사례가 있으나 최근의 직접 확인한 사례만 이 책을 통해서 알리고자 합니다.

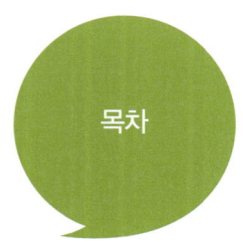

목차

머리말 *4*

뇌전증 완치 사례

1. 어느날 경련이 발생하면	11
2. 감기약은 경련을 유발합니다	12
3. 뇌전증이란?	16
4. 뇌전증의 원인과 진단	16
5. 항경련제의 감량과 중단 방법	19
6. 항경련제의 종류별 효능과 독성	21
7. 진성 뇌전증과 가성 뇌전증	23
8. 경련을 유발하는 대표적 요인	24
9. 뇌전증 치료의 문헌적 근거	30
10. 뇌전증 안치된 사례의 공통적 개선점	33

영아연축 완치

Chart

1. 이○○ (Chart.뇌 −500)　　44
2. 김○○ (Chart.뇌 −742)　　50
3. 박○○ (Chart.뇌 −730)　　55
4. 홍○○ (Chart.뇌 −603)　　63
5. 반○○ (Chart.뇌 −630)　　70
6. 박○○ (Chart.뇌 −811)　　81
7. 백○○ (Chart.뇌 −530)　　87
8. 박○○ (Chart.뇌 −920)　　92
9. 이○○ (Chart.뇌 −331)　　101
10. 강○○ (Chart.뇌 −882)　　109
11. 김○○ (Chart.뇌 −708)　　114
12. 김○○ (Chart.뇌 −665)　　122
13. 이○○ (Chart.뇌 −1006)　　125
14. 심○○ (Chart.뇌 −679)　　131
15. 정○○ (Chart.뇌 −656)　　136
16. 임○○ (Chart.뇌 −832)　　140
17. 안○○ (Chart.뇌 −866)　　145
18. 강○○ (Chart.뇌 −499)　　150
19. 박○○ (Chart.뇌 −646)　　155
20. 송○○ (Chart.뇌 −270)　　159
21. 구○○ (Chart.뇌 −1219)　　162
22. 정○○ (Chart.뇌 −1268)　　165
23. 이○○ (Chart.뇌 −729)　　169
24. 민○○ (Chart.뇌 −690)　　173
25. 신○○ (Chart.뇌 −502)　　178
26. 권○○ (Chart.뇌 −479)　　182

한약 소개　　184

증류한약이란?　　185

뇌전증 치료, 기타 상비약　　186

뇌전증 완치 사례

어느 날 환자에게 경련이 발생하면, 응급실에 내원하여 영상검사, 뇌파검사를 비롯하여 혈액검사, 염색체검사 등의 각종 검사를 시행합니다. 뇌전증은 검사소견상의 수치 이상이나 MRI, CT상에서 나타나는 종양이나 뇌혈관의 기형과 같은 기질적인 원인으로 발생하는 문제가 아니기 때문에 대개 정상소견을 보입니다. 뇌파검사상에서는 부분적으로 이상 뇌파가 검출되기도 하지만 뇌파소견이 정상이거나 양성뇌전증으로 진단됨에도 다발적인 경련을 반복하는 경우도 많을 뿐만 아니라, 뇌파검사상 이상소견이 나타난다는 의미 역시 일부 대뇌 겉부분의 신경이상흥분을 의미하며, 이는 반드시 경련을 한다는 의미는 아닙니다.

뇌전증의 치료로는 우선 항경련제 약물치료가 이루어지는데, 케O라, 오르O, 페O바르비O, 센O, 데O코드, 토O맥스 등의 다양한 약물이 사용되고 있지만 단순한 중추신경 억제기능만의 강도 차이가 있을 뿐 그 작용은 크게 다르지 않습니다. 이러한 항경련 약물치료는 뇌전증의 치료제가 아닌 단순한 억제기능만을 가지고 있기 때문에 환자가 처음 경련을 한 경우에서는 처방하지 않고 경과를 지켜보는 경우가 많습니다. 하지만 적극적으로 항경련 약물을 처방하는 병의원의 경우에서는 단발적으로 일어난 경련임에도 뇌파상 이상소견이 뚜렷하다는 이유로 항경련 약물을 처방합니다. 환자들은 단순히 치료제라고 생각하고 복용을 시작하지만 최소 2~3년의 복용기간을 가질 뿐만 아니라 인지장애, 발달장애, 소화장애 등 다양한 부작용을 수반하기 때문에 반드시 주의해야 합니다.

항경련제 복용을 시작한 경우에도 대부분 경련이 재발하는데 그 과정에서 약물의 용량을 증가하고, 다른 종류의 항경련 약물을 추가하게 됩니다. 경련이 재발하지 않더라도 성장하는 몸무게와 키가 늘어남에 따라 일반적으로 약물의 용량을 증량합니다. 하지만 중요한 것은 약물을 추가하고 증량하는 과정에서 오히려 정상적인 뇌 발달이 억제되고, 소화장애, 면역기능 저하를 유발해 오히려 몸의 기능을 떨어뜨려 경련의 예후에 좋지 못한 영향을 준다는 점입니다.

뇌전증의 완치(관해)란, 항경련제 약물을 모두 중단한 상태로 경련이 2년 이상 재발이 없는 것을 말합니다. 본원에서 치료받은 뇌전증 환자의 90% 이상이 항경련제의 용량을 줄이고, 2년 이상 경련의 재발 없이 완치된 사례가 축적되고 있습니다. 완치된 환아들의 공통점은 면역기능의 개선으로 1년 이상 한 번도 감기로 병원에 간 적이 없고, 놀라운 속도로 성장 발달이 이루어질 뿐만 아니라 인지능력, 수행능력이 개선되어 학습능력이 매우 뛰어나게 되는 공통점을 보입니다.

※ 감기약은 경련을 유발합니다.

감기약 처방에 포함되는 항히스타민제와 진해거담제 사용은 경련 병력이 있는 환자의 경우에는 반드시 주의가 필요합니다. 항히스타민이란 물질은 히스타민 수용체에 부착하여 가려움증, 혈관확장 등의 증상을 유발하는 물질을 말하는데, 항히스타민제는 흔히 종합감기약 콧물약, 알러지 비염에 처방되거나 피부 두드러기, 가려움증에 처방되는 약물입니다.

문제점은 항히스타민제는 뇌장벽을 통과하여 졸림을 유발하거나 진정작용, 항콜린 작용으로 다양한 부작용을 가집니다. 가장 흔하게 볼 수 있는 부작용은 졸림을 유발하고 눈과 입이 마르는 증상, 위장, 배뇨기를 건조하게 만들기 때문에 변비, 배뇨장애가 흔하게 나타납니다. 이 외에도 경련의 병력이 있거나 약물 부작용에 취약한 영유아, 소아기에 복용하는 항생제, 항히스타민제, 진해거담제는 경련, 의식 저하 등의 부작용으로 나타나는 경우가 많아 반드시 복용을 제한해야 합니다.

또한 의학 통계 데이터베이스에 따르면 항히스타민제의 사용이 소아의 콧물, 코 막힘, 재채기 등의 증상에서 중, 장기적인 치료효과 측면에서 위약(효능이 없는 약)을 투여하는 것과 차이를 보이지 않는다고 발표했습니다.[1] 오히려 호흡기 내부 점막을 건조하게 만들고 섬모기능과 면역, 체력을 저하시키기 때문에 반복되는 비염, 잦은 감기의 원인이 됩니다.

또한 세계보건기구(WHO)의 약학정보에 따르면,[2]

1. **Seizures or convulsions have been reported in the literature with some first-generation antihistamines** (chlorpheniramine, diphenhydramine, pheniramine and pyribenzamine) as well as with some newer-generation antihistamines (astemizole, cetirizine, fexofenadine, loratadine and terfenadine) (1-3).

---

1) antihistamines for the common cold(review), Cochrane Database Syst Rev. 2015 Nov 29;(11)
2) WHO, 『WHO Drug Information Vol. 16』, No.4, pp. 297, 2002

보건부는 항히스타민제(로라타딘, 세티리진, 펙소페나딘)의 사용과 관련하여 의심되는 경련장애에 대한 보고를 받았는데, 그중 75%의 환자가 경련의 과거력이 있었습니다.

2. 차세대 항히스타민제 중 terfenadine 및 astemizole의 판매는 심장이 빨리 뛰는 부작용으로 인한 심실세동으로 이어질 수 있어 캐나다에서 금지되었습니다.

3. 발작이나 경련 유발에 관한 사실은 차세대 항히스타민제제(아스테미졸, 세티리진, 펙소페나딘, 로라타딘 및 테르페나딘)와 마찬가지로 제1세대 항히스타민제(chlorpheniramine, diphenhydramine, pheniramine 및 pyribenzamine)가 함께 문헌에 보고되었습니다.

뇌 신경계에서 히스타민성 신경전달은 매우 중요한 역할을 하는데, 항히스타민제는 발작을 일으키며, 특히 취학 전 연령의 어린이 또는 간질이 있는 젊은 환자의 경우에 매우 유의미하게 나타납니다. 또한 항히스타민제는 어린 쥐에서의 뇌신경전달에 큰 영향을 미치며, 강직성 신전 경련의 전류가 증가한다는 사실을 밝혔습니다.[3]

---

3) Koji Yamada, Fumitake Takizawa, Tadafumi Tamura, Tomoyuki Kanda, 〈The Effect of Antihistamines on Seizures Induced by Increasing-Current Electroshocks: Ketotifen, but Not Olopatadine, Promotes the Seizures in Infant Rats〉, Biological & Pharmaceutical Bulletin, 35(5), pp. 693~697, 2012

대한뇌전증학회에서도 감기약에 대해서
다음과 같이 권고하고 있습니다.

"일반 종합감기약을 드시기보다는 의사와 상의해야 합니다.
감기약 성분 중에 약물상호작용을 일으키는 성분도 있을 수 있고
항히스타민제는 많이 먹는 경우 발작을 악화시킬 우려가 있습니다."

〈출처 : 대한뇌전증학회, http://www.kes.or.kr〉

국내외 많은 연구들에서 감기약에 포함된 성분이 경련을 유발한다는 사실을 증명합니다. 뇌전증 치료는 잦은 감기, 비염, 축농증, 중이염, 천식 등의 면역질환이 발생했을 때 첫 번째 선택으로 항생제, 항히스타민제, 기관지 확장 패치가 아닌 면역치료를 통해 낫는 경험을 반복하는 것이 중요합니다. 체력 증진 및 혈액 순환 개선을 통해 감기를 이겨내는 과정을 거친다면, 이후에는 감기에 걸리는 빈도가 확연하게 줄어들고 난치성 비염, 축농증, 천식 등이 해결되는 것을 20년간의 근본치료 경험으로 확인했습니다.

뇌전증이란?

경련은 뇌조직의 병적 뇌신경원(간질병소)의 발작적인 방전으로 인한 반복적 신경계의 만성적인 장애를 뜻합니다. 흔히 예부터 '간질'이라 불리어 왔는데, 팔다리가 강직되면서 눈을 치켜뜨거나 돌아가고, 거품을 무는 등의 특징적인 모습 때문에 좋지 않은 인식이 있어 '지랄병'이라 낮추어 불리기도 하지만 뇌전증(간질)은 귀신이 들린 것도 아니고, 정신병도 아닙니다.

한의학에서는 이를 경련(痙攣) 혹은 경기(驚氣)라고 표현합니다. 경련(痙攣)에서 경(痙)은 말 그대로 손발이 떨리는 모습을 표현한 것이며, 경기(驚氣)에서 경(驚)은 '놀란 기운'이라는 뜻이니 세간의 인식이 어떠한지 간접적으로 알 수 있습니다.

뇌전증의 원인과 진단

서양의학에서는 '뇌전증'이라는 단어가 의미하는 것처럼 뇌에 전기적 신호가 과잉된 것이 경련의 원인이라 생각하고 뇌파검사를 통해 진단을 시도합니다. 하지만 경련은 결과일 뿐 원인은 근본적으로 심장이 놀란 것에 있습니다. 심장이 불안정하게 뛰게 되면 기혈의 순환장애를 일으키고 인체의 말초, 손, 발, 두면부로의 순환이 저하되게 됩니다.

혈액순환이 잘되지 않아 손발이 찬 사람들 또는 팔다리에 쥐(근육경련)가 난 사람에게 주물러 주거나 출혈을 내어 순환을 도와주는 장면을 많이 보셨을 것입니다. 우리가 순환을 돕기 위해 팔다리를 주무르는 것처럼, 우리 몸 또한 스스로 경련을 일으켜 혈액순환을 촉진하는 것입니다. 그러므로 경련의 원인은 심장의 불안정에 있습니다.

경련 증세가 있어 병원을 찾아 MRI나 CT검사를 해보아도 이상이 없다고 나오는 경우가 대부분인데, 이를 정확한 원인을 알 수 없다는 의미인 특발성 뇌전증이나 상세불명의 경련으로 진단합니다.

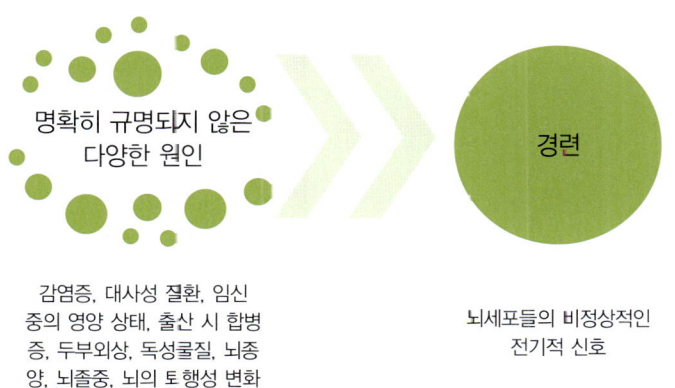

감염증, 대사성 질환, 임신 중의 영양 상태, 출산 시 합병증, 두부외상, 독성물질, 뇌종양, 뇌졸중, 뇌의 퇴행성 변화

뇌세포들의 비정상적인 전기적 신호

원인이 불분명하기에 뇌전증의 근본적인 치료가 아닌 증상의 억제에 목표를 두고 대증치료를 시도하는데, 이것이 항경련제 약물요법입니다. 이처럼 항경련제 복용은 경련의 근본적인 치료를 하는 것이 아닌, 중추신경계의 흥분을 억제하여 경련의 예방을 시도합니다. 문제는 중추신경을 억제하더라도 증상이 재발하는 경우가 많으며 뇌전증의 근본적인 대책이 되지 못할 뿐만 아니라 약물에 대한 부작용이 심각하다는 데 있습니다.

현실이 이렇다 보니, 본원에서는 뇌출혈, 뇌성마비, 발달장애 등이 동반되는 경우와 같은 특별한 신경학적 결함이 없으면 경련 시 무리하게 뇌파 검사나 MRI 등의 검사는 받지 않을 것을 권유하고 있습니다. 처음 아이의 경련을 목격하게 되면 불안한 마음에 응급실로 달려가 각종 검사를 받게 되는 경우가 많은데, 이는 아이에게 신체적이나 정신적으로도 매우 큰 부담으로 작용하게 됩니다.

경련으로 인해 이미 심신에 많은 부담을 받은 상태에서 각종 검사까지 받게 된다면 인체의 피로와 스트레스가 극에 달해 2차로 강도 높은 경련이 오는 경우가 흔합니다. 이어서 경련을 진정시키기 위한 항경련제 주사까지 투여하면 아이의 컨디션은 더더욱 저하될 수밖에 없습니다.

그렇기 때문에 경련 초기의 경우, 병원에 가기보다는 집에서 아이의 상태를 지켜보며 휴식과 안정을 취하게 해주는 것이 아이를 위한 길입니다. 그 후에 아이의 심신이 충분히 안정되었다는 판단이 서면 검사를 받아 보는 것이 좋습니다.

뇌파 검사를 시행하는 이유는 뇌파의 특징적인 형태를 통해 경련의 진단을 내리기 위함인데, 아쉽게도 현재 뇌파 검사를 통해 알 수 있는 것은 많지 않습니다. 예후를 예측하거나 경련의 근본 원인을 설명하지는 못합니다. 또한, 뇌파가 정상파로 나온다고 해도 앞으로 경련을 하지 않는다는 의미는 아닙니다. 경련파가 나왔다고 해서 반드시 경련이 지속된다는 것을 뜻하지도 않습니다.

뇌파 검사 이후에 이뤄지는 치료 또한 특별한 것이 없습니다. 현대 의학에서는 경련의 근본적인 원인을 규명하지 못하고 있으므로, 단순히 중추신경 억제기능만을 가진 항경련제를 처방합니다. 항경련제는 이상 신경 발화와 정상적인 신경의 흥분성을 억제하면서, 과잉 발화에 응하지 않도록 작용합니다. 여기서 주목해야 할 부분은 바로 '정상적인 신경의 흥분성을 억제'라는 구절입니다.

정상적인 신경에도 함께 작용하기 때문에 신경계 부작용이 매우 클 수밖에 없다는 것이 바로 항경련제의 문제점입니다. 또한 억제성 약물의 특성상 진정(늘어지거나 멍하게 축 처지는 것), 졸음을 기본 부작용으로 가지고 있으며 정상 순환장애 또한 유발할 수 있습니다.

그 밖에 위장관 부작용(구토, 설사, 변비, 식욕과다증진, 식욕부진, 구역, 구토 등) 및 간수치 증가, 신기능부전도 초래할 수 있습니다. 특히 영유아가 항경련제를 복용할 경우 뇌 발달도 지연될 수 있기에 매우 치명적입니다.

실제로 항경련제 복용 이후 본원에 방문한 영유아의 경우 구음장애, 언어장애, 인지발달장애를 가지고 있는 경우가 매우 많았습니다. 아이의 경련을 치료하기 위해, 병원에서 시키는 대로 약을 먹였을 뿐인데 경련의 반복과 심각한 부작용이 발생되는 것입니다. 오히려 항경련제의 복용을 중단하고 난 이후에, 발달이 촉진되어 경련이 줄어드는 경우가 수없이 많았습니다.

항경련제 감량과 중단 방법

항경련제를 수년간 복용하고도 지속하여 경련이 반복되고, 약물 반응이 떨어지는 경우 다양한 종류의 항경련제를 투여하거나 교체하고, 스테로이드, 케톤식이, 수술요법 등으로도 증상이 악화된 아이를 많이 보게 됩니다. 이 경우 대개 언어장애, 발달장애 등까지 동반하고 있습니다.

항경련제의 장기복용은 인지장애, 발달장애 등의 다양한 부작용을 가지고 있음에도 불구하고 단순히 억제기능만을 가진 약물의 증량을 통해 경련을 예방하는 것을 목표로 하는 것은 아이의 정상적인 성장을 생각했을 때 바람직하지 않습니다. 따라서 본원에서는 아이의 컨디션을 체크하고 경과를 관찰해 나가며 항경련제를 감량해 나가는 것을 시도하고 있습니다.

정신과 약물의 특성상 내성과 의존성이 생기는 것처럼, 항경련제 역시 'rebounding'이라는 약물 금단 증상이 있기에 단기간에 급격한 감량을 시도하는 것이 아닌, 복용 기간에 따라 최소 3개월 정도의 기간을 두고 서서히 줄여나가는 방법을 안내해 드리고 있습니다.

의학계에서는 항경련제 복용을 중단할 경우, 소아의 경우 약 30%의 확률로 경련이 재발한다고 보지만, 20년간 본원에서 많은 환아를 진료해 본 결과, 실제 경련 발생률은 30%보다 훨씬 낮았습니다.

아래의 표는 최근 1~2년간 본원에서 경련 치료를 받은 환아들을 무작위로 추출해 표본 통계를 낸 결과입니다. 표본의 수가 적어 정확도가 조금 떨어질 수 있음을 감안하더라도, 항경련제의 복용량을 이전과 같이 유지하는 아동의 비율은 8.4%에 불과하다는 것을 알 수 있습니다.

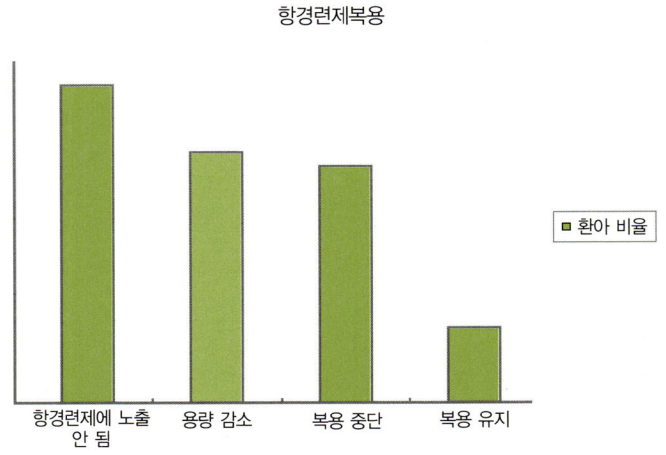

	항경련제에 노출 안 됨	용량 감소	복용 중단	복용 유지
환아 비율	36.1%	28.6%	26.9%	8.4%
첫 내원 시 항경련제 복용 중이었던 환아 중 비율		44.7%	42.1%	13.2%

　항경련제를 이미 복용한 상태에서 내원한 환아의 경우, 본원에서의 한방치료 이후 항경련제를 감량하거나 완전 중단한 비율이 90%에 가까운 것으로 나타납니다.

항경련제의 종류별 효능과 독성

일반명	주된 치료대책	독성		상품명
		신경	전신성	
topira-mate	부분발작 (6세 이상), 레녹스-가스토 (2세 이상), 전신발작 (2세 이상)	운동 실조, 지각 이상, 언어장애	신독성 설사, 구토	토○맥스
carba-mazepine	긴장-간대성 (성인), 단순부분, 복합부분	운동 실조, 현기증, 복시, 현훈	골수억제, 위장 자극, 간독성	테그○톨, 아○○톨○알, 카○제핀
pheno-barbital	긴장-간대성 (소아)	진정, 운동 실조, 착란, 현기증	피부발진	페노○○탈

일반명	주된 치료대책	독성		상품명
		신경	전신성	
vigabatrin	영아연축	시야장애 (1/3에서), 졸음, 기억력 저하, 두통	피로, 흥분, 초조, 위장 자극 (구역, 구토)	사브○
levetirac-etam	부분발작, 소아 간대성, 근경련 간질	운동 실조, 신경과민	자살 충동, 무력증, 식욕부진	케○라
clonaze-pam	실신발작, 간대성, 근경련발작	운동 실조, 진정, 졸음	식욕부진	리보○○
valproic acid	실신발작, 긴장-간대성 (소아)	운동 실조, 진정	간독성, 골수 억제, 위장 자극, 체중 증가 일과성 탈모증	오르○, 발○, 데○콘, 데○킨
clobazam	불안, 긴장, 항경련제 단독요법으로 안정화되지 않는 간질환자에 있어서의 보조 치료	진정, 졸음, 언어장애	호흡 억제, 초조, 신경 과민, 피로	센○정

진성 뇌전증과 가성 뇌전증

뇌전증은 단순히 뇌 신경 세프의 과잉 흥분이 아닌 평소 예민하고 잘 놀라는 아동에게 면역이 떨어지거나 순환장애로 나타나는 일시적 증상으로, 경련을 보이는 대부분 아동이 허약증을 동반하고 있습니다.

평소 예민하고 심장의 불안정으로 인한 수면장애를 동반하거나, 잦은 감기 비염, 축농증으로 영유아 시기부터 잦은 항생제, 감기약의 사용으로 면역기능이 떨어진 경우가 많습니다. 또한 위장장애를 가지며 마르고, 혈색이 없고 피부가 건조한 등의 소화기 허약증의 경우 반드시 식사량의 개선과 위장기능의 향상을 확인해야 합니다.

경련을 보이는 환아의 약 30%는 심장열이 과잉되고 심하게 소리를 지르거나 거품을 물고 눈이 돌아가는 등의 대발작(전신 긴장 간대성 발작)이나 다양한 항경련제의 반응이 떨어지고 약물의 종류가 늘어가더라도 증상이 재발하는 등의 '진성 간질' 형태로 나타나는 반면, 약 70%의 환아들은 뇌 자체의 문제가 아닌 인체의 허약증으로 나타나는 경련이며 이를 본원에서는 허약증을 동반한 '가성 간질'으로 보고 근본치료를 합니다. 이 경우 '잘 먹고, 잘 자고, 감기에 걸리지 않을 만큼의 면역력이 생기는 것'이 선행된다면 대개 경련이 재발하지 않고 근본치료 되는 경우가 많습니다.

반면 항경련제는 중추신경을 억제하고 인체의 전반적인 기능을 저하시키기 때문에, 간 손상을 일으키고 황달, 소화기능 장애를 일으켜 오히려 보행장애, 성장 발달에 좋지 않은 영향을 줍니다.

그렇다고 해서 한의학에 경련을 완치시키는 신비의 명약이 있는 것은 아닙니다. 그러나 서양의학과 한의학의 가장 큰 차이점은 바로 '몸을 튼튼하게 만들어 주느냐 약하게 하느냐'에 있습니다. 결국 어떤 질병이든 가장 중요한 근본치료 방법은 바로 '몸을 튼튼히 해서 스스로 이겨낼 힘을 기르는 것'이기 때문입니다.

뇌 또한 우리 몸의 일부입니다. 건강하지 않은 몸에서 건강한 뇌 발달은 있을 수 없으며, 또한 건강한 몸이라면 뇌가 약해져 경련 증상이 나타날 이유가 없습니다. 이 점만 명심한다면, 눈에 보이는 경련이라는 증상에만 급급해 치료의 기본을 잊는 일은 없을 것입니다. 약한 심장, 위장기능, 폐 호흡기를 보강해 나가면서 자연스레 경련을 호전시켜 나가는 것이 근본적인 뇌전증 치료 방법입니다.

'잘 먹고, 잘 자고, 감기에 걸리지 않을 만큼의 면역력이 생기는 것' 이것이 바로 본원이 추구하는 근본치료의 핵심입니다. 이것이 잘 이루어지지 않을 때, 경련이 일어나는 것입니다. 한 가지 확실히 말씀드릴 수 있는 것은, 항경련제는 우리 몸을 점점 피폐하게 만들면 만들었지 결단코 건강하게 해주지는 못한다는 점입니다.

경련을 유발하는 대표적인 요인

경련은 보통 열이 날 때마다 경련을 하는 열성경련으로 시작해, 점점 열이 없어도 경련 증상을 보이는 것으로 진행되곤 합니다. 앞서 살펴본 바와 같이 뇌 혈류장애는 열뿐만 아니라 소화불량, 감기, 피로, 흥분 등 다양한 원인으로 발생하기 때문입니다. 한의학에서는 경련의 원인을 '스트레스', '감기 등으로 인한 고열', '소화불량 등에 따른 심장 압박' 세 가지로 설명하고 있습니다.

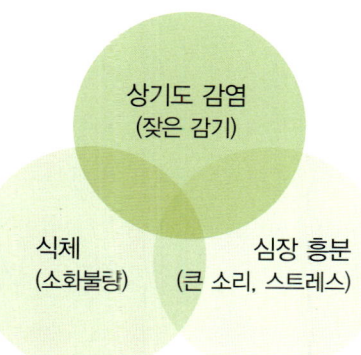

(1) 심장 불안(스트레스)

본원에서는 뇌전증이 아니라 '경기'라고 말합니다. 즉 뇌가 잘못된 게 아니라, '경기', '놀람', '심장의 불안으로 인한 혈액순환장애'라고 봅니다. 원래 심장이 약하게 태어난 아이들이 면역이 저하되거나, 스트레스가 많을 시 나타나는 현상입니다.

대부분 첫 발병 시 큰 병원에서 각종 검사를 받고 항경련제를 복용합니다. 그러나 수년간 약을 복용해도 증상은 심해지고, 눈빛은 흐려지고, 언어는 퇴행하고 나중에는 심해져 다리에 힘까지 풀린 상태에서 내원을 합니다.

어떤 환아는 항경련제로 부족해 케톤식이요법까지 진행해 몸이 쇠약해진 상태로 내원하거나, 뇌량절제술을 두 번이나 하였지만 계속되는 경련에 내원하기도 합니다. 정말 안타깝습니다.

앞서 말씀드렸듯, 심장의 흥분은 뇌의 흥분을 우발합니다. 체질적으로 심장이 약한 아이는 쉽게 흥분하고 놀라며, 숙면을 취하지 못하고 자주 깨서 울거나 엄마를 확인하고 자는 버릇이 있습니다. 또한 예민하여 작은 소리에도 흠칫흠칫 놀라는 경우가 잦습니다.

　이는 경련이 있는 아동의 80% 이상이 공통적으로 갖고 있는 증상으로, 가장 먼저 심장을 안정시키는 약재를 통하여 숙면을 취할 수 있도록 유도해 주어야 합니다. 숙면이 이루어져야 뇌 발달이 되고 면역이 증강될 수 있기 때문입니다.

　치료를 받고 뇌전증이 완치된 아동의 부모님께서는 한결같이 아이가 예전보다 잠을 편안하게 자고, 혈색이 개선되었다고 말씀하십니다. 또한 지나치게 예민하고 깜짝깜짝 놀라던 증상이 씻은 듯이 사라졌다고 하시는 경우도 많이 있습니다.

(2) 피로, 면역력 저하

　피로와 면역력 저하 또한 대표적인 경련 유발 인자입니다. 몸이 피로하면 얼굴에 허열(가짜 열)이 뜨는 것을 경험해 보신 적 있을 것입니다.

　심장의 힘이 약해진 상태에서 무리하게 혈액 공급을 하려다 보니 심장이 과흥분하여 허열이 발생하는 것인데, 이 때문에 면역력 또한 급격히 떨어지게 됩니다. 이는 잦은 감기의 원인이 되며, 이차적으로는 경련까지 유발하게 되는 것입니다.

　뇌전증으로 내원한 영유아들을 살펴보면 면역력이 많이 떨어져 있어 잦은 감기에 시달리는 경우가 많이 있습니다.

　의료선진국에서는 항히스타민제, 진해거담제 등 소아감기약 복용 후 경련 발생으로 감기약 사용을 제한하고 있습니다.

　미국(FDA)에서는 2008년부터 만 2세 미만 소아들에게는 감기약을 먹지 않게 하고, 만 4세 미만은 감기약 복용 자제를 권고하고 있습니다. 미국 질병 통제센터 자료에 따르면 1969~2006년 사이 감기약 복용하여 사망한 어린이는 총 122명이며, 2004~2005년 사이 만 2세 미만 영유아 1,500여 명이 감기약을 복용한 뒤 경련, 의식 저하 등 부작용(미국 질병 통제센터 자료)을 나타냈다고 합니다. 영국에서는 2009년부터 6세 미만 어린이는 감기약 사용을 제한하고 있습니다.

감기와 경련은 매우 밀접한 연관이 있으므로 본원에서는 열감기, 비염, 축농증, 중이염, 천식, 모세기관지염 등의 감기치료를 화학약품 없이 본원의 면역증강 프로그램을 통해 근본치료하고 있습니다. 자세한 내용은 저서 《항생제 없이 감기졸업》을 참고하시면 됩니다.

열성경련 또한 감기와 깊은 관계를 가지고 있습니다. 하지만 열 이외에도 밤새 계속되는 기침 감기 또한 경련을 유발하기 쉽습니다. 기침을 지속하게 되면 수면이 방해되어 심장 불안과 스트레스, 면역력 저하 등의 증상이 나타납니다. 이를 막기 위해 기관지 확장제 패치를 붙이는데, 이때 더욱 위험해질 수 있습니다. 기관지 확장제의 기전이 교감신경 흥분을 통한 기관지 확장 작용이므로 심장의 비정상적인 흥분을 더욱 유발하기 때문입니다. 이 때문에 기관지 확장제 패치의 대표적인 부작용에 불면증과 경련이 있는 것입니다.

또한 기침 감기뿐만 아니라 비염으로 인한 장기적인 항히스타민제 복용의 경우도 졸림, 의식 저하, 입 마름, 피로를 유발하여 경련이 발생될 수 있습니다. 감기약 자체에도 경련을 유발할 수 있다고 우려되는 화학물질이 많은데, 감기 자체도 경련을 유발하니 여러모로 감기는 경련의 최대 적이라고 할 수 있습니다. 그렇기에 아이가 감기에 걸리게 되면 감기약을 복용시키기보다는, 천연 약재로 이루어진 한방약을 이용하는 것이 좋습니다.

감기는 휴식하여 피로를 풀라는 몸의 신호입니다. 면역저하로 감기에 걸렸고 그때마다 몸을 보강하는 천연약물로 감기를 치료하면 할수록 건강해져 감기에 걸리는 빈도가 갈수록 감소하게 됩니다.
화학물질이 아닌, 땅에서 나는 천연물질을 먹고 감기가 나은 아이들은 부작용이 없으면서 면역력 자체도 증강되게 됩니다. 그렇기에 다음에 감기를 앓을 확률 또한 낮아지게 됩니다. 이것이 '감기 졸업'의 선행이 뇌전증 근본치료에 있어 중요한 이유입니다.

잦은 호흡기 질환에서 졸업하고 체력을 증강시켜 면역력을 키우면 자연스럽게 경련의 횟수가 감소한다는 사실, 꼭 기억해 주셨으면 합니다.

(3) 소화불량(체기, 변비, 설사)

유난히 입이 짧거나 체기가 자주 있는 아이가 있습니다. 이런 아이는 소화기 자체가 약하게 태어난 체질입니다. 이 경우 쉽게 더부룩함을 느끼게 되고 심장이 자주 답답해지는데, 이 또한 중요한 경련 유발 인자입니다.
체기는 막힘으로 인한 열까지 동반하기에 더욱 조심해야 합니다. 이 때문에 소화불량과 열이 동반되어 경련을 하는 아동이 많습니다. 아이가 음식을 거부하거나 배가 부풀어 오르며 경련을 하면 당황하지 마시고 먼저 손발을 따 주는 것이 중요합니다.

본원에서는 이러한 증상을 보인 환아에게 소화환(천연약재로 구성), 평위산(모든 한의원에서 구할 수 있음)을 처방하였고 대부분 좋은 효과가 있었습니다. 손발을 따는 것은 막힌 것을 소통시켜 심장의 부담을 덜어 주는 효과가 있습니다. 수천 년 동안 이어져 온 우리 조상의 지혜가 반영된 방법입니다.

소화기 허약 뇌전증 환아 중 또래보다 성장발육이 약하고 많이 허약해 보이는 경우에는 처음부터 소화기의 문제를 해결하기 위해 처방하는 경우도 많습니다. 본원에 내원하기 전보다 식사량이 늘면 혈색 역시 눈에 띄게 좋아지고 쓰러지는 빈도 또한 확연하게 줄어듭니다. 또한, 변비, 설사 등의 배변 문제가 사라지고 성장 발달이 눈에 띄게 이루어집니다.

경련 유발 인자였던 소화불량이 사라지므로 자연스럽게 경련 문제 또한 해결됩니다. 바로 건강한 몸에서 건강한 뇌 발달이 이뤄진 결과라 할 수 있습니다. 단순히 소화기 하나가 좋아졌을 뿐인데도 경련 증세가 감소하는 것은 뇌전증과 위장 관계의 상관성을 명확히 보여 줍니다.

성모아기 한의원 소아 뇌전증 근본치료 특징

1. 정상적인 뇌발달, 성장발달
2. 항경련제의 복용 없이 경련의 완치

지난 20년 동안 본원에서는 항경련제의 부작용으로부터 벗어나 심장 기능, 면역 기능 개선을 통한 경련의 근본치료를 위해 힘써 왔습니다.

다행히도 효과가 있어 3,000명 이상의 간질 환자에게서 다음과 같은 놀라운 결과가 나타났습니다.

✓ 중추신경을 억제하는 약물 대신 심장기능의 강화를 통한 뇌 혈액 순환 촉진으로 정상적인 뇌 발달, 인지 발달, 언어 발달, 행동 발달, 성장 발달이 촉진되었습니다.

✓ 항경련제를 장기간 복용하였지만 증세가 점점 악화되기만 하여 내원한 아이들도 근본치료를 받은 결과, 항경련제 없이도 경련의 재발이 없는 건강한 삶을 살게 되었습니다.

이렇듯 뇌전증으로 항경련제의 부작용이 심한 환아들은 항경련제를 줄이고 심지어 완전히 끊어도 경련 증상이 재발되지 않았고, 더디던 발달 또한 정상으로 회복해 경련 없이 지낼 수 있게 되었습니다. 앞으로 더 많은 소아들이 고통받지 않는 건강한 경련 치료를 보다 빨리 시작하였으면 하는 작은 바람을 가져 봅니다.

뇌전증 치료의 문헌적 근거

구체적으로는 이를 경간, 풍간, 식간으로 언급하며 각각의 치료법 또한 명시되어 있습니다. 동의보감의 '小兒門(소아문)'에 있는 내용을 중심으로 알아봅시다.

(1) 경간(스트레스)

> 驚癎者, 恐怖積驚而發, 啼叫恍惚, 宜定魄丸, 沈香天麻湯
> 경간은 무서운 일을 여러 번 당하여 놀라서 발작하거나, 울면서 소리를 지르고 정신이 어리둥절해지는 것인데 이런 경우에는 정백환, 침향천마탕을 쓴다.

경간에서 경(驚)은 '놀랄 경'으로, 현대적으로 이해하자면 다양한 소음이나 꾸지람, 큰 소리 등에 의해 발생하는 스트레스로 볼 수 있습니다.

이런 경우 아이의 신(神)이 상하게 되고, 안정되지 못한 심(心)의 기운으로 인하여 경련이 유발될 수 있습니다. 억울한 일을 당하거나 화가 날 때 가슴이 두근거리는 것 또한 같은 이치입니다.

이러한 외부 자극에 유연하게 대응할 수 있는 강한 마음, 신(神)을 길러 주는 것이 바로 심장을 안정시키는 처방이며, 소아 경련의 근본치료 방법입니다.

(2) 풍간(감기)

> **風癎 者, 風邪外襲 … 宜追風祛痰丸**
> 풍간은 풍사가 밖으로부터 침범하여 생기는 것으로 … 이런 경우에는 추풍거담환을 쓴다.

한의학에서 이야기하는 풍사는 풍사(風邪), 즉 외부 바이러스와 같은 요인이 병을 일으키는 원인이 된 것을 말합니다. 찬바람을 통해 오는 감기 인플루엔자로 생각하면 됩니다.

면역력이 약한 소아는 급성 상기도 감염(감기), 폐렴, 모세기관지염 등에 이환되기 쉽고, 그로 인해 고열이 발생하여 경련이 일어나게 됩니다. 면역력이 강해야만 감기를 피해갈 수 있고, 열성경련을 근본적으로 예방할 수 있습니다. 면역력을 증강시키는 방법은 현대의학에는 없지만 한의학에는 있습니다. 한의학은 몸의 근본 자생력, 면역력을 중히 여기는 학문이기 때문입니다.

풍간의 경우, 호흡기 면역력을 증강시키는 한약재로 구성된 호흡기면역 증강탕을 통해 졸업할 수 있습니다.

(3) 식간(소화불량)

> **食癎者, 乳食時遇驚停積, 或成癖, 或大便酸臭, 宜紫霜丸**
> 식간은 젖이나 음식을 먹을 때 놀라서 체하여 적이 되거나 벽이 되고, 혹 대변에서 신 냄새가 난다. 이런 경우 자상환을 쓴다.

식체가 생기면 우리 몸의 중심 기(氣)가 막혀 소통이 되지 않아 상하(上下) 순환부전으로 인한 경련이 오게 됩니다. 더부룩한 소화기가 위로 심장을 압박하여 불안정하게 만드는 것입니다. 또한 소통이 되지 않기 때문에 막힌 곳에서 열이 생성되어 발열의 원인이 되기도 합니다.

개인적으로 세 아이의 아빠인 저는 아이들이 열이 날 때 한 번도 해열진통제, 항생제를 복용시킨 적이 없습니다. 저희 세 자녀는 소아과를 가본 적도 없습니다. 왜냐하면 감기는 대표적인 면역질환이므로, 고열, 비염, 중이염, 모세기관지염, 천식에 한방면역처방이 근본적인 대책이 되기 때문입니다.

특히나 소화기가 약한 소아가 감기 증상으로 열이 나는 경우 '체열방(소화불량이 동반된 감기에 사용되는 처방)'으로 진통제·해열제 없이 열감기를 이겨 내도록 하고 있습니다.

더불어 근본적으로 소화기가 약한 체질을 개선하기 위해 소화기 독소 제거 처방을 복용시키고 있습니다. 이러한 소화기 체질 개선 한약을 6개월 동안 복용한 아동은 잦은 열감기 졸업뿐 아니라, 식욕 증진, 성장 발달 촉진의 효과도 함께 나타나는 경우가 많습니다.

뇌전증 완치된 사례의 공통적 개선점

한방치료를 통해 항경련제를 모두 중단하고 2년 이상 경련의 재발 없이 완치된 환아들과 부모님이 하는 말씀의 공통점은

1. 황달이 사라지고 혈색이 개선되며 식사량이 늘었다.
2. 인지기능의 급격한 개선, 학습능력의 향상으로 또래에 비해 우수한 성적을 보인다.
3. 장기간 성장에 도움이 되는 물질을 복용하면서 빠른 성장 속도와 면역이 개선되었다.
4. 2년 동안 한 번도 소아과, 이비인후과에 내원한 적이 없고 항생제, 항히스타민제, 해열진통제, 기관지 확장 패치 등의 사용이 일절 없었다.
5. 눈빛이 개선되고 피부건조증이 해소되면서 물렁한 살이 탄탄하게 바뀌었다.

고 대부분 말씀하십니다. 모든 한방제제는 천연에서 나온 생약물질이며 체질과 증상에 알맞게 배합된 한약 처방은 뇌전증의 완치뿐만 아닌 체질 개선과 아이들마다 가진 허약증의 근본적인 개선에 많은 도움이 됩니다.

항경련제를 복용하고 있는 상태에서 한약을 병용했을 시에 간 기능에 무리가 되지 않는지에 대해서 걱정을 하는 경우가 많습니다. 항경련제는 직접적으로 간 독성을 가진 약물로, 최소 3년간의 장기복용 기간 동안 매년 수차례 혈액검사를 통해 간 기능을 체크합니다. 간 손상이란 얼

굴에 황달이 오거나, 작은 활동에도 피로감을 느끼며 소화장애를 일으키는 것을 말하는데, 소아들의 경우 황달이 오고 식사량이 줄어들며 혈색이 없어지는 등의 간 기능 이상 징후를 보이더라도 수치상에서 이상 소견이 나타나는 경우는 거의 없습니다.

　오히려 한방제제를 병용했을 시에 대부분 노랗던 얼굴빛이 정상 혈색으로 돌아오고, 식사량이 늘어나며 활력이 생기는 등의 간 기능 개선이 대부분 이루어집니다. 20년간 10만 건 이상의 처방으로 근본치료를 해오는 과정에서 간 기능에 이상이 나타났거나 간수치가 올라간 케이스는 단 1건도 없으며 면역이 개선되고 식욕이 개선되어 다크서클이 사라지고 혈색이 개선되는 등의 결과를 보여왔습니다.

영아연축 완치

✓ 영아연축 완치 동영상 후기 편집 + 추가 설명

영아연축(웨스트 증후군, West syndrome)은 영·유아기(주로 1세 미만)에 발생하는 원인 불명의 뇌증으로 긴장 발작, 무긴장성 발작, 간대성 근경련 발작 등의 다양한 발작을 동반하는 것이 특징입니다. 경련으로 인지하지 못하고 방치되는 경우도 있어 주의가 필요합니다.

10년 전 본원에서 영아연축을 완치하고 정상발달, 학교생활을 하고 있는 ○○이 역시 생후 12개월에 서울대학교병원과, 대구의 종합병원에서 모두 영아연축 확진을 받은 상태였습니다. 영아연축 대부분의 경우에서 정신지체가 동반된다고 알려져 있기 때문에, 대학병원에서도 언어발달장애, 지체장애는 반드시 따라올 것이라는 말씀까지 들은 상태로 내원하였습니다.

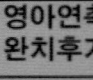
영아연축
완치후기

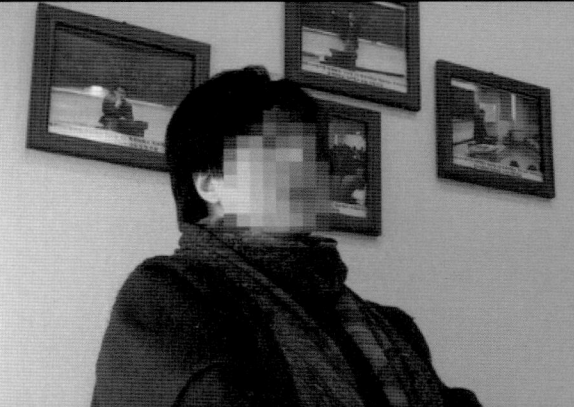

생후 12개월에 종합병원에서 영아연축이라는 난치성 간질 진단을 받았습니다.

엄청나게 충격적인 얘기를 들었다.

언어장애나 정신지체적 장애 모두 갖고 살아갈 확률이 높다는 소견을 들었습니다.

지인이 서울대학병원에 있어서, 서울대 병원에도 갔었지만 진단은 동일했다.

Q. '영아연축을 비롯한 발달장애가 동반 될 것이다' 라고 하였나?
간질을 평생 앓으며 살든, 간질과 발달장애를 동시에 앓으며 살든.

Q. 영구적으로 둘중 하나는 무조건 진행 된다고 하였단 말인가?
하나를 안고 갈 확률은 200%라고 (그렇게 이야기를 했다.)

Q. 어떤 처방을 썼는가?
본인에게 맞는 수백가지 처방중에 맞는 처방을 찾아야 경련이 멈춘다 하며,

항경련제를 처방하더라. 처방 이름은 잘 모르겠다.

종합병원에서 양약을 먹이다 보니 눈빛이 풀리면서 '내 아이가 아니닌 것 같다'라는 생각이 들었고

영아연축이 항경련제로 원인치료가 되지 않는다고 해도, 수년간의 복용 동안 경련이 억제되는 것이 좋다고 여겨지기 때문에 지금도 수년간 항경련제를 복용하게 되는 추세입니다. ○○이 역시 연축 진단을 받은 상태였기 때문에, 대학병원에 입원한 상태로 항경련제를 복용하고 있었습니다.

영아연축의 대부분에서 정신지체가 동반된다고 알려져 있습니다. 이에 더해 생후 1세 미만의 영·유아시기에 항경련제를 장기간 복용하는 것은 돌이킬 수 없는 부작용을 불러일으킬 수 있습니다. 영아연축의 경우 비가바트린 계열의 항경련제 단용투여로 잡히지 않는 경우가 많기 때문에, 스테로이드나 다른 종류의 항경련제 병용투여가 이루어지는 경우가 많습니다.

다음은 영아연축에 가장 다용되는 항경련제의 부작용 중 일부입니다.

〈Vigabatrin – 사브○ 정〉
– 신경계 이상
· 매우 흔하게: 졸림.
· 흔하게: 언어장애, 두통, 어지러움, 지각이상, 주의력 저하, 기억력 저하, 정신장애(사고장애), 진전 이 약을 투여 중단 환자의 1/3에서 시야장애가 보고되었으며, 유효한 증거들이 시야장애는 이 약 중단 후에도 회복되지 않음을 제시한다.

어떤 환자는 이 약 투여에 의해 발작빈도의 증가 및 경련중첩증이 나타날 수 있다. 이는 간대성 근경련 발작 환자에서 특히 발생하기 쉽다. 드물게 간대성 근경련이 새롭게 발현될 수 있고 발현된 증상이 악화될 수 있다. 특히, 비가바트린 고용량으로 영아연축을 치료받는 어린 영아에서 뇌 MRI 이상소견의 사례가 보고되었다.

항간질약을 복용한 환자에서 자살충동 또는 자살행동을 보이는 위험성이 증가되므로 항간질약을 치료받은 환자는 자살충동 또는 자살행동, 우울증의 발현 또는 악화 및 기분과 행동의 비정상적 변화에 대하여 모니터링되어야 한다.

※출처: 사브○ 정 500mg [Sab() Tab. 500mg] (약학정보원)

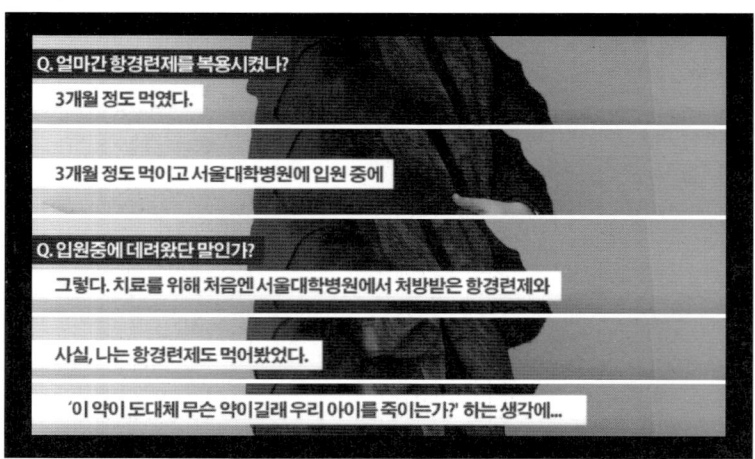

    항경련제를 복용하며 서울대학병원 입원치료 3개월 차에 증상의 호전이 보이지 않아 본원에 내원하였습니다. 항경련제는 단순한 억제 기능만을 가진 약물이기 때문에 정상적인 뇌신경까지 억제하게 됩니다. 영아연축은 대개 1세 미만에 시작되는데, 이 시기는 뇌 발달(시냅스 형성)에 매우 중요한 시기입니다. 모든 아이들에게 있어서 가장 중요한 것은 '정상적인 발달'입니다. 실제로 어머님께서는 항경련제를 직접 복용해 보기까지 하셨었고, 약물의 작용에 이해를 몸소 느끼고 계셨습니다.

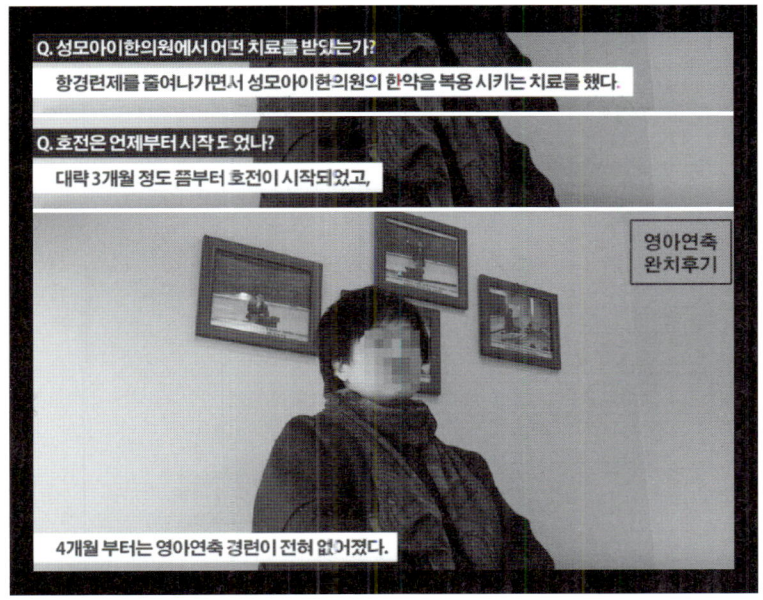

　본원에서는 치료 경과를 보면서 항경련제 용량을 유지하거나 줄여나가는 방향으로 아이가 정상 발달할 수 있도록 치료를 진행하였습니다. 치료 경과 중 항경련지의 적극적인 투여가 필요한 경우도 있지만, ○○이의 경우 호전반응이 생각보다 빨랐기 때문에 적극적으로 항경련제를 줄여나갈 수 있었습니다.

　치료 3개월 경과 시기에는 눈 맞춤, 호명반응에서 많은 호전이 있었고 인지기능이 개선되면서 오히려 경련 양상이 감소했습니다. 치료 4개월 경과 연축 반응이 소실되었고, 발달에 있어서도 많은 개선을 보였습니다.

　주목할 만한 점은 중추신경 억제제인 항경련제 용량을 줄여가는 과정에서 경련 양상이 감소했다는 점입니다. 이는 항경련제를 투여함으로써 단순히 뇌파의 이상흥분을 억제하는 것이 원인치료가 될 수 없다는 점입니다.

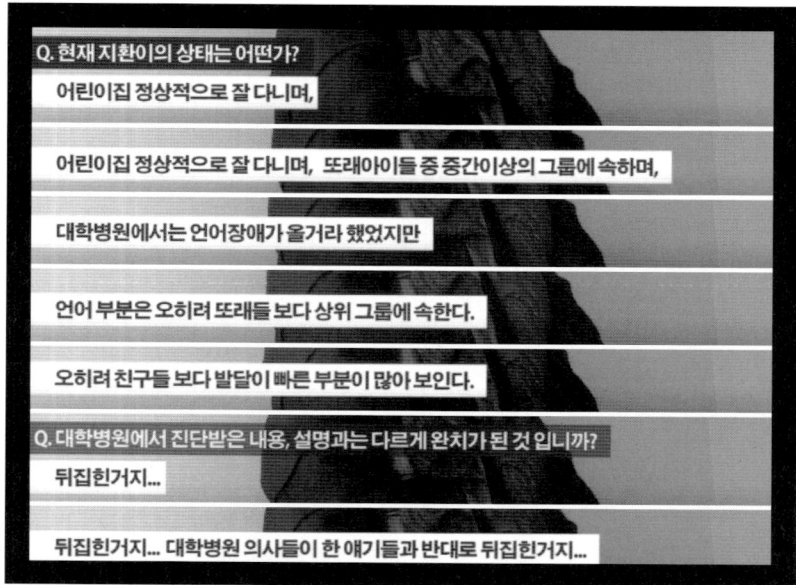

만약 항경련제의 지속적인 투여가 진행되었다면, 연축반응은 시간이 지나면서 소실되는 경우가 많다 하더라도, 정상적인 발달을 이루어 내기는 쉽지 않았을 것입니다.

지금도 영아연축, 레녹스-가스토증후군, 결절성 경화증, 백질연화증 등 난치성 뇌전증의 대부분의 경우에서 항경련제의 장기 복용, 발달의 퇴행이 이루어지고 있습니다.

항경련제는 결코 건강한 몸을 만들어 주지 못합니다. 오히려 단순한 억제 기능만을 가지고 있기 때문에 더 큰 문제가 발생합니다. 장기적인 약물 복용으로 인한 뇌 발달의 퇴행이 가속화될 뿐만 아니라, 전반적인 신체의 기능을 떨어뜨립니다.

본원에서는 지난 20년간 항경련제 없이 연축치료를 이뤄냈기에 확신을 가지고 주장합니다. 영아연축을 항경련제 없이 한방치료를 통해 경련의 소실과 정상 발달된 사례를 축적하고 있습니다. 뇌와 몸은 별개가 아닙니다. '경련'이라는 증상을 보며 뇌파검사만을 생각하는 사이에 당연한 이치를 잊는 경우가 많습니다. 건강한 몸에서만이 건강한 뇌 발달을 가져올 수 있습니다. 본원에서는 기본에 충실한 진료로 놀라운 결과를 이뤄내고 있습니다.

Chart

1. 이○○ (Chart. 뇌 -500)

4년간 3가지 종류의 항경련제 복용으로도 낫지 않던 뇌전증 완치, 현재 관리 차원에서 8년째 치료 유지 중, 부모님 모두 양방 전문의(父: 저명한 응급의학과 전문의, 母: 흉부외과 전문의) 선생님의 자제로 8년간 한 주도 빠지지 않고 적극적으로 치료에 임해 주셔서 좋은 치료 결과를 보임.

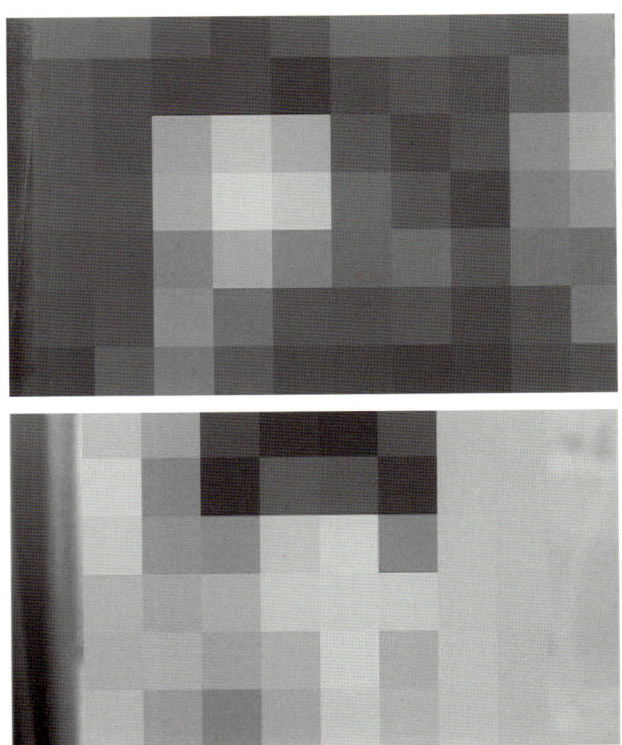

첫 내원 시 당시 소견

2013년 12월 28일
만 8세 / 男

주 증상

뇌전증

증상이 나타난 시기

2007년 (4년 전)

초진 소견 당시 현자 가지고 있는 병증에 대한 기록

4년 전 열성경련을 시작으로 비열성경련 형태 지속됨. 3년 전부터 현재까지 토○맥스, 오르○, 클○○제팜 3가지 항경련제 약물을 아침, 저녁 2회 복용 중이나 경련 발작 지속 중이며, 진정이 안 됨.

동반 증상

열성경련, 비열성경련 지속 후 항경련제 복용 후 발달 지연: 〈구음장애, 인지장애〉
비염, 축농증 지속되어 항히스타민제, 항생제 자주 복용했었음.
예민한 편, 그리고 항경련제 복용 이후 2차성 야뇨 증상 매일같이 나타나는 중.

치료 내용

한약 처방, 주 2~3회 통원 치료 및 IM(감각통합훈련), NFB(뇌파조절훈련)

치료 경과

✓ 치료 2개월 (2014.02): 한약 복용하면서 항경련제의 용량을 줄였으나 경련 횟수는 오히려 감소했음. 짜증 내고 보채는 것 감소했음.

✓ 치료 3개월 (2014.03): 항경련제 중단, 초점발작 소실. 〈부모님이 모두 양방 전문의로 처방권이 있었기 때문에 적극적으로 항경련제 감량 시도 가능했음.〉

✓ 치료 4개월 (2014.04): 항경련제 중단 후 경련 2회, 이후 현재까지 경련 없음.

(2014.06) **야뇨 소실. 눈빛 개선. 결신발작 증상 없음. 성적 향상. 구음장애 개선.**
(2015.04) 치료된 상태에서 유지 중.
(2015.05) 경련 짧게 1회 함.
(2015.07.11.) 6월, 7월에 1회씩 경련함.
(2015.08.22.) 비염 증상 없고 컨디션 호(好). 경련 없었음.
(2015.10.17.) 월요일 경련 1회. 증상 비슷.
(2015.11.21.) 월요일 경련 1회.
(2016.02.12.) 잠들고 난 직후 경련(1~2분), 의식 빨리 안 돌아옴. 요즘 컴퓨터 오래 사용함. 코 막힘. 눈동자 돌아간 상태로 잠들었음.
(2016.02~) 최근 경련 없음.
(2016.05.14.) 밤에 잠들면서 경련 1~2분 함. 피곤했다 함.
(2016.05.21.~11.12.) 경련 X, 특별한 증상 X.
(2016.11.26.) 수요일에 미열 있었는데 살짝 하고 넘어갔다 함.
(2016.12.24.~2019.05) <u>4년간 경련 X. 연중에 비염, 축농증 거의 사라짐. 중 2임에도 키가 176cm까지 성장.</u>

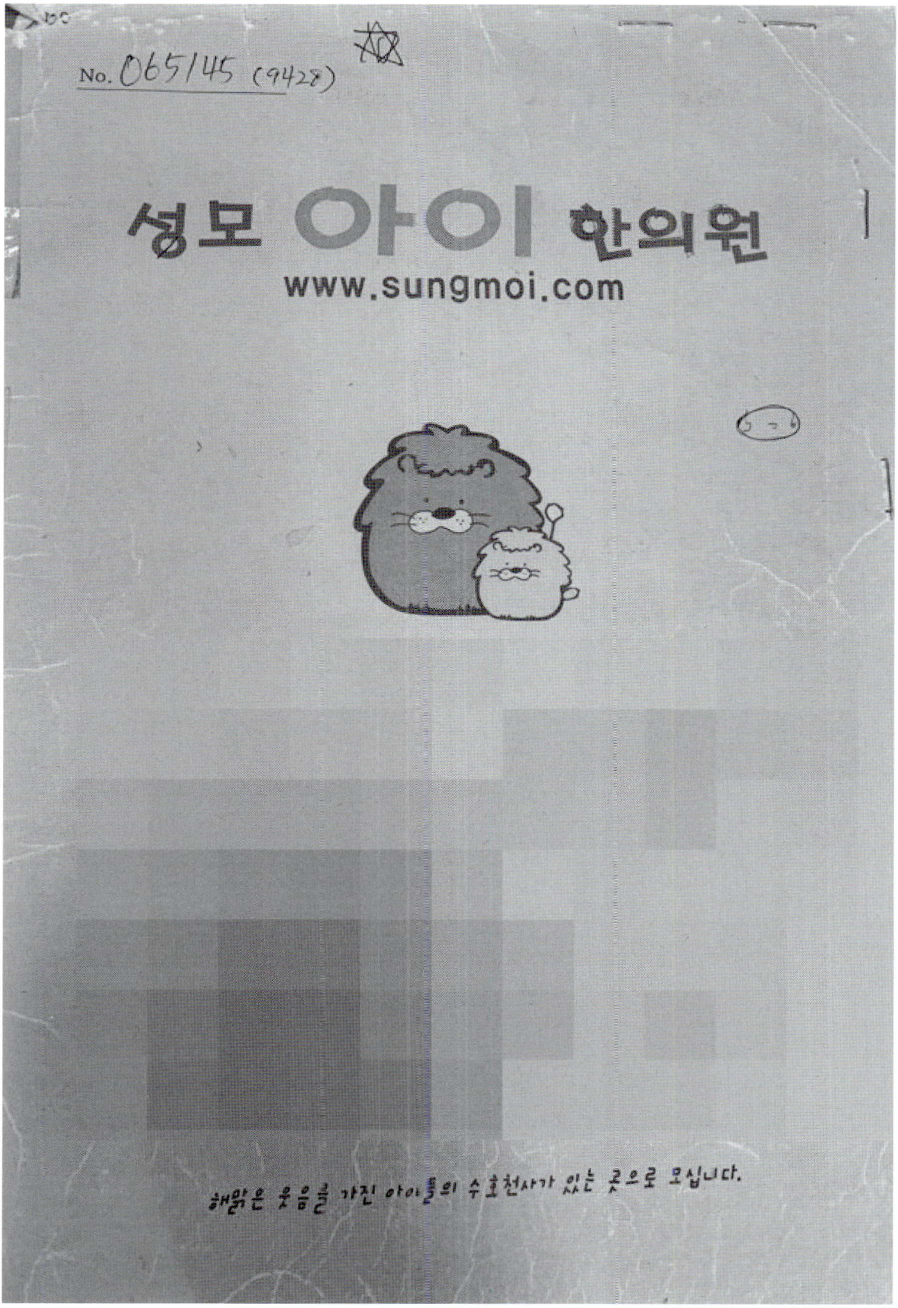

No. 065145 (9428)

성모 아이 한의원
www.sungmoi.com

해맑은 웃음을 가진 아이들의 수호천사가 있는 곳으로 모십니다.

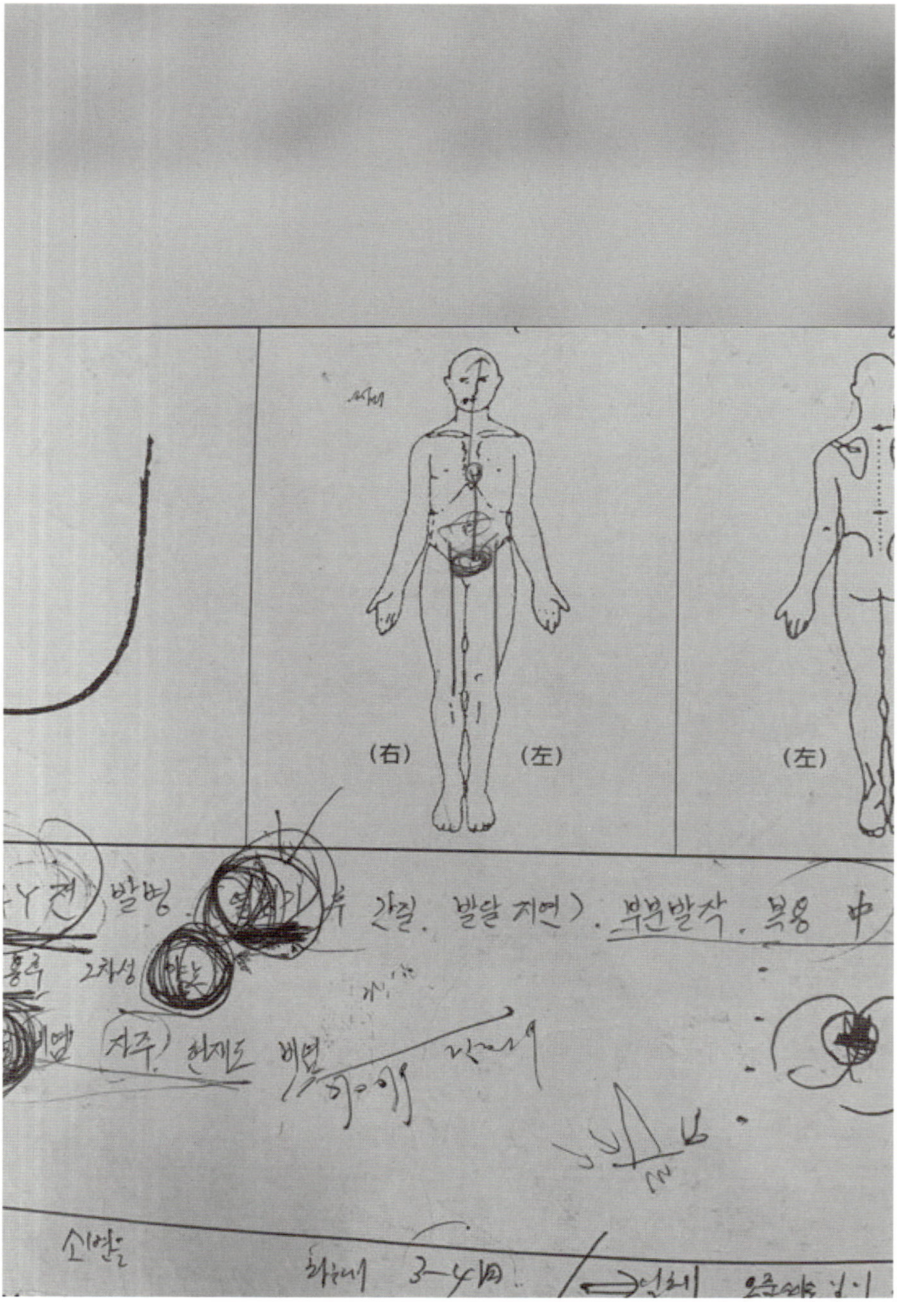
(右)
(左)
(左)
발병
간질. 발달 지연). 부분발작. 복용 中
2차성
자주. 현재도
하루에 3-4回

1/12 (14:5p~)
　　특별한 증상 X.

1/26 (15:40~)
　　특별한 증상 X.

2/2 (16:1~)
　　특별한 증상 X.

2/9 (15:45~)
　　코 근육 하나남

2/16 (15:00~)
　　특별한 증상 X.

2/23 (10:43~)
　　특별한 증상 X.

3/2 (11:25~)
　　특별한 증상 X.

3/16 (14:30~)
　　특별한 증상 X

/23 (14:45~)
　　특별한 증상 X.

/13 (15:17~)
　　특별한 증상 X.

/26 (14:45)
　　특별한증상X

/11 (15:20)
　　특별한증상X

2. 김○○ (Chart. 뇌 -742)

뇌전증 진단 후 항경련제 복용하지 않고 내원. 내원 이후 약 1년 주기로 2회 경련 이후 현재까지 4년간 경련 없이 안정된 상태 유지 중인 근본치료 사례. 성장 발달, 학습능력 매우 뛰어나 특목고 입학 준비 중.

첫 내원 시 당시 소견

2015년 6월 28일
만 12세 / 男

가장 불편한 증상

뇌전증 (항경련제 복용 안 한 상태)

증상이 나타난 시기

약 4개월 전(2015년 2월) 증상 처음 나타남.

초진 소견 당시 현재 가지고 있는 병증에 대한 기록

2015년 2월 아침 기상 직후 경련하여 대학병원 내원, 심하지 않은 뇌전증 진단.
이후 2015년 4월 말 아침 기상 후 경련(어지러움 호소).
이후 2015년 6월 초 아침 경련(악몽).

동반 증상

수면장애 심한 편.
수면 중, 몸부림 매우 심함, 코 골고 이 가는 증상 자주 있음.
잘 놀라는 편. 자다 일어나서 두리번거림.
당 수치 높은 편이고, 스트레스 잘 받는 편.

치료 내용

한약 처방, 주 1~2회 통원 치료.

치료 경과

(2015.07) 자다 깨고, 몸부림도 심했었는데 2달 치료 후 잠 잘 자고 경련도 없었다 함.
(2015.08.02.) 경련 1회. (시간 비슷) 예전에는 경련 후 기억도 없고 힘도 없었는데 한약 복용 후 경련했을 땐 정상적으로 활동하고 컨디션도 괜찮았다- 함.
(2015.10) 8월 2일 경련 후 현재까지 경련 없는 상태로 컨디션 유지 중.
(2016.04) 아침에 일어나면서 경련 1회. 증상 심하지 않았음. 경련 후 기억함.
(2016.05.21.) 코 막히고 자면서 코골이 심하고 무호흡증처럼 코를 곤다고 함.
(2016.05.28.~2019.05) **2016년 4월 경련한 후 그 후로 한 번도 경련 없었음. 숙면도 잘 취하며 소아당뇨 역시 개선. 학습능력 개선, 우수한 성적 유지하여 현재 과학고등학교 입학 준비 중.**

No. 0651119(10001)

성모 아이 한의원

www.sungmoi.com

성 명		남 · 여	나이 12 세, 개월
주 소			
전 화			
추 천 인			

소속기관	기호		피보험자	성명	
	명칭		수진자	성명	
피보험자 번호			1. 피보험자 2. 피부양자		
주민등록 번호	앞자리만 기재				

해맑은 웃음을 가진 아이들의 수호천사가 있는 곳으로 모십니다.

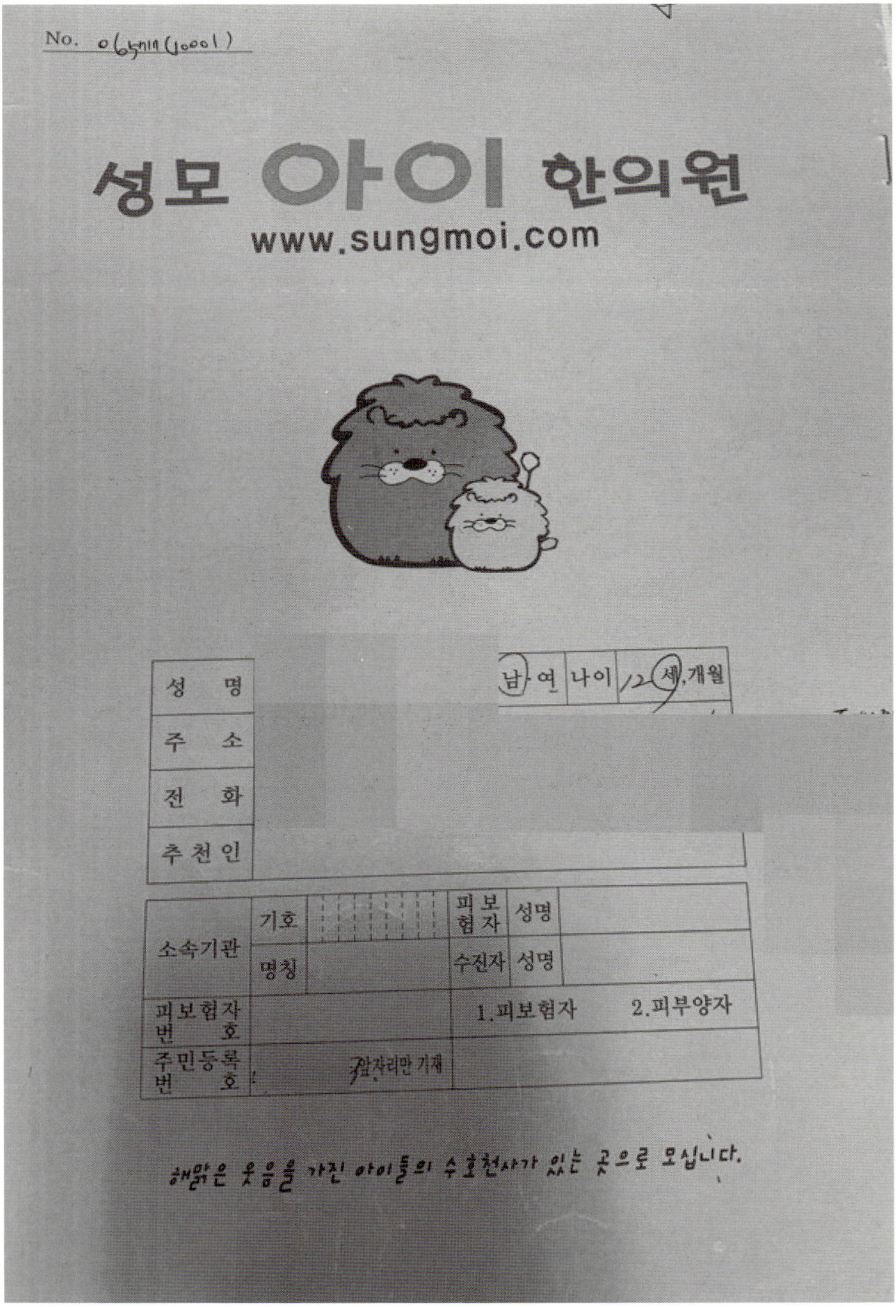

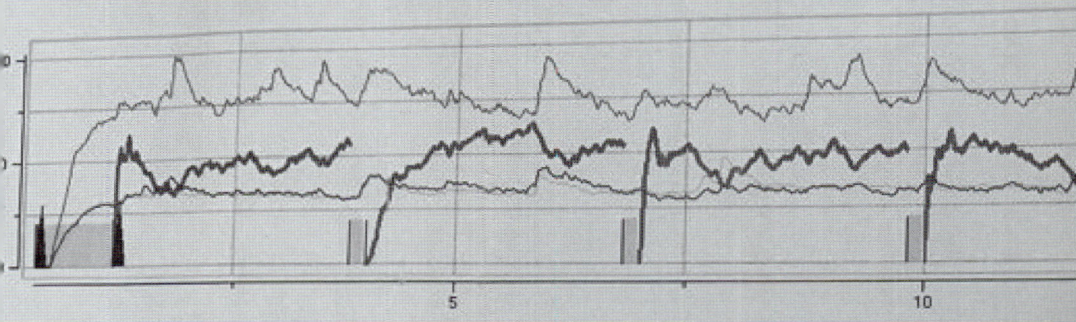

epilepsy   13 Jun 15   12:28

Avg=average of measured average over period   %=%over threshold for period, SDev=standard dev

	Time	Score	2 Inhibit			3 Reward			4 Inhibit		
			Avg	%	SDev	Avg	%	SDev	Avg	%	SDev
3-A1			4- 7			12.000-15.000			22-36		
1	170	220	15.6	32	6.3	6.7	84	2.3	6.4	19	1.0
2	170	243	15.6	26	5.4	7.1	87	2.4	6.7	18	1.9
3	170	214	14.7	24	4.5	6.4	79	1.6	6.9	24	2.2
4	170	229	15.1	24	4.4	6.6	79	2.0	6.4	12	1.0
tal	680 (11:20)	906	15.2	27	5.2	6.7	82	2.1	6.6	18	1.7

Chart 53

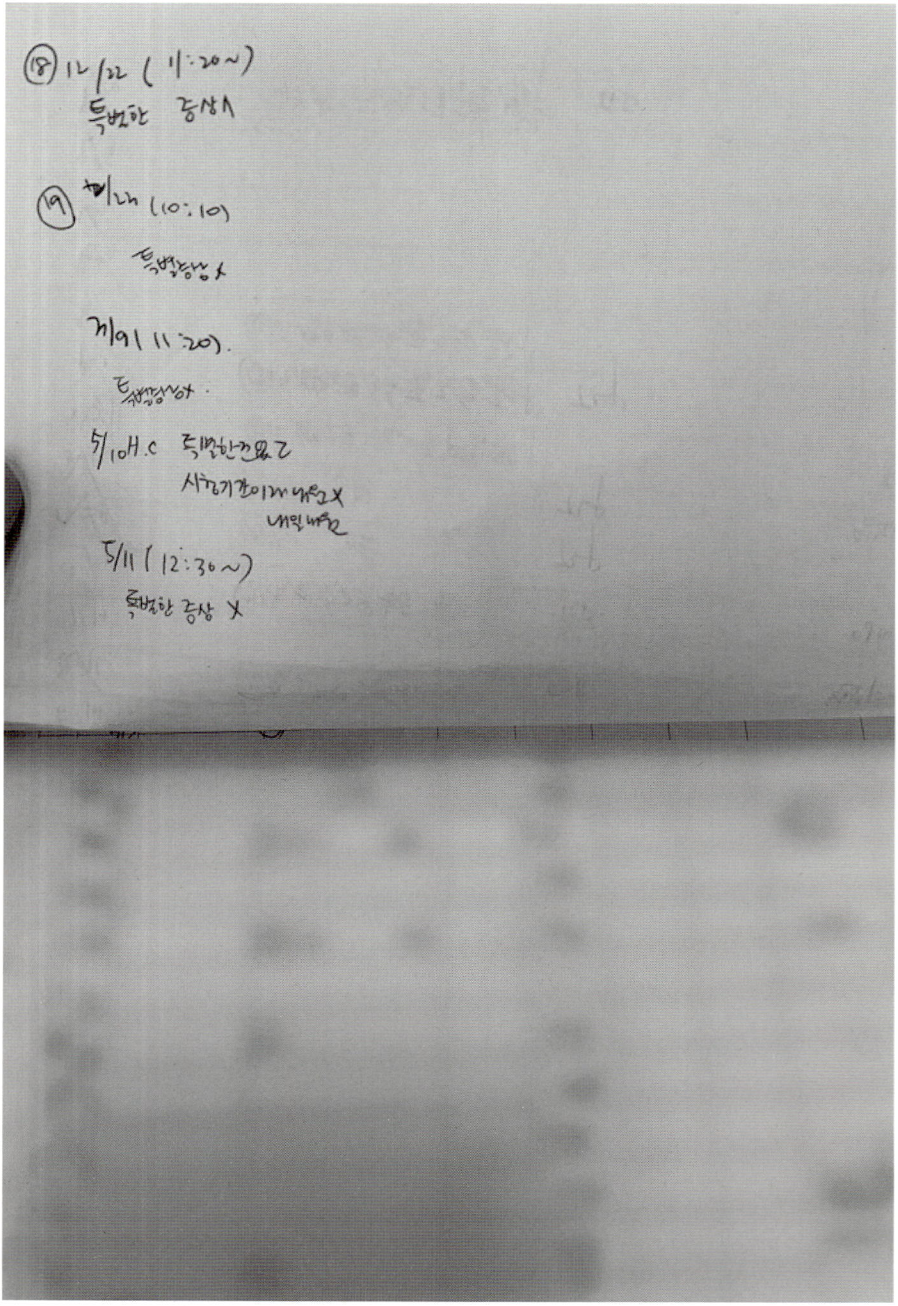

⑱ 12/22 (11:20~)
　특별한 증상 ✕

⑲ 1/24 (10:10)
　특별증상 ✕

　2/21 (11:20)
　특별증상 ✕

　3/14.c 특별한건없고
　　　　사간기준이깨 내고 ✕
　　　　　　내일뺴고

　5/11 (12:30~)
　특별한 증상 ✕

3. 박○○ (Chart. 뇌 -780)

항경련제 3가지(항경련제 중 강한 작용을 가진 센ㅇ정 포함) 복용 후 악화되던 경련 증상 항경련제 모두 중단 후에도 4년간 경련 없이 완치. 인지 발달, 운동 발달, 컨디션, 생기, 눈빛 모두 호전. 센ㅇ정 복용 후 급격하게 악화된 언어 구사 능력과 학습능력 매우 개선.

첫 내원 시 당시 소견

2015년 10월
만 10세 / 男

가장 불편한 증상

뇌전증 (경련)

증상이 나타난 시기

5세(2010년 1월) 탈장 수술 일주일 후 처음 발병.
증상 – 입 주위가 움찔움찔 떨리는 증상으로 시작.

초진 소견 당시 현재 가지고 있는 병증에 대한 기록

5세에 입 주위 움찔거리는 증상 처음으로 발병.
항경련제 토ㅇ맥스 → 트리ㅇ탈 복용 후 입 주위 심하게 움찔거림.
항경련제 토ㅇ맥스에서 센ㅇ로 변경 후 머리를 탁탁 위로 쳐드는 경련, 언어장애(받침이 안 됨) 생김.

동반 증상

알레르기성 비염 심한 편.
식사량이 좋지는 않지만 올해 들어서 많이 좋아짐.
어릴 때도 낮잠 잘 안 잠. 입면 힘들고, 잠이 든 상태에서는 깨지 않고 잘 자는 편.
예민한 편이고, 항경련제 복용 후 겁이 많아짐.
어렸을 때 분유 구토, 설사 많았음.
학교 다니면서 변비 증상.
더위를 많이 타는 편.
항경련제 복용 후 눈, 손, 발 협응력 매우 떨어지고, 보행장애.

치료 내용

한약 복용 및 주 1~2회 통원 치료, IM(감각통합훈련) 및 TLP, LIFT(청지각훈련) 병행.

치료 경과

(2015.11.06.) 아침에 일어나면 비염 증상, 코 막힘 있다 함(주로 오전).
(2015.11.21.) 아침 코 막힘 늘 있다 함.
(2015.11.28.) 가래 계속 조금 있음.
(2015.12.05.) 코 뒤로 넘어가 가래 때문에 켁켁거림 심함. 평소 코 안 나오는데 오늘 재채기하면서 뻑뻑한 코 나옴.
(2015.12.12.) 목에 걸린 느낌 조금 덜함.
(2016.01.02.) 항경련제 센ㅇ정 복용량을 3/4알 → 1알로 늘린 후 불안, 초조 증상 심화. 12월 28일부터 임의로 3/4알로 줄여 복용.
(2016.02.27.) 콧물 조금, 가래 약간.
(2016.05.21.) 내원 중 급체하여 자락함.
(2016.06.16.) 첫 발병 시 안면경련 정도. 다음 강직. 이번 12일 강직, 오른손 뒤틀리고, 눈 치켜뜸. 오른손 자락 후 금방 돌아온 후 잠들었다 함.

경련하기 며칠 전 컨디션 ↓, 덥다 함. 하기 전 머리 깨질 듯이 아팠다 함. 지금 항경련제 70% 줄인 상태.
(2016.07.02.) 목이 간질간질하고 "흠흠" 소리를 계속 낸다 함.
(2016.07.09.~2016.10.01.) 특별한 증상 X.
(2016.10.07.) 평상복을 입고 자면 다음 날 일어나서 멍한 상태에서 잘 때 입었던 옷을 벗고 다른 옷을 입고, 다시 잘 때 입었던 옷을 입는다 함. 금단현상인지, 잠이 덜 깨서 그런 행동을 하는지 모르겠다 하심. (센○정 줄인 후로 나타남) 경련을 했거나 다른 증상은 없었음.
(2016.10.08.) 10월 7일과 같음.
(2016.10.15.) 비염, 알레르기 때문에 눈이 가려움.
(2016.11.05.) 지금은 컨디션이 좀 안 좋다 함.
(2016.11.12.~12.15.) 특별한 증상 없이 잘 지냄.
(2016.12.17.) 지난주 금요일부터 저녁 약 X(항경련제). 아침에만 1/4알 먹이고 있는데 아직까진 괜찮음.
(2016.12.31.) 월요일부터 1/4알 먹던 약까지 다 끊음. 항경련제 복용은 X.
(2017.01.07.~02.04.) 경련 X. 특별한 증상 없이 잘 지낸다 함.
(2017.02.09.) 독감 걸려서 입원했다 함.
(2017.03~09) 항경련제 중단 후에도 경련 증상 없이 잘 지내고 있음.
(2017.12.30.) IM, TLP 치료 같이 병행. 어머님이랑 아버님이 늘 ○○이 등교하는 뒷모습을 지켜봐 오셨는데, 처음엔 늘 비틀거려 불안한 마음이었는데 지금은 반듯하게 잘 걸어서 기쁘다 하심. 경련 없이 잘 지내고 있음.
(2018.01~03.17.) 집중력, 학습 능률 ↑, 부자연스럽던 걸음걸이도 침 맞고 운동하면서 많이 좋아짐. 행동도 많이 빨라졌다 함.
(2018.03.24.~2019.05) 2016년 6월 이후로 경련 증상 없이 잘 지내면서 주 1회 통원 치료 유지 중.

항경련제 복용 추이

날짜	항경련제 복용 추이
2011~2015.12.	토○맥스 1알 2회, 센○ 3/4알 2회 (2015.10. 첫 내원)
2015.12.12.	토○맥스 1/2알 2회, 센○ 1알 2회
2015.12.28.	토○맥스 1/2알 2회, 센○ 3/4알 2회
2016.01.10.	토○맥스 1/4알 2회, 센○ 3/4알 2회
2016.02.04.	**토○맥스 중지**, 센○ 3/4알 2회
2016.05.05.	센○ 오전 3/4알, **센○ 저녁 2/4알** 2회
2016.05.14.	**센○ 오전 2/4알**, 저녁 2/4알 2회
2016.08.09.	센○ 오전 2/4알, **저녁 1/4알** 2회
2016.12.29.	**항경련제 모두 중단**

》 항경련제 3가지 모두 중단하였지만 4년간 경련 증상 전혀 없었음. 컨디션, 생기, 눈빛, 전반적인 체력이 매우 개선, 항경련제 3가지 모두 중단 후 언어 구사 능력, 학습능력 매우 개선.

성모 아이 한의원
www.sungmoi.com

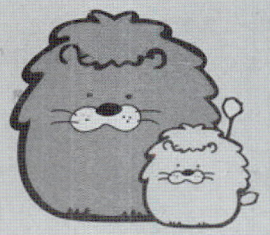

성 명			남·여 나이 10세 개월
주 소			
전 화			

소속기관	기호		피보험자	성명	
	명칭		수진자	성명	
피보험자번호			1.피보험자		2.피부양자
주민등록번호		불기재			

해맑은 웃음을 가진 아이들의 수호천사가 있는 곳으로 모십니다.

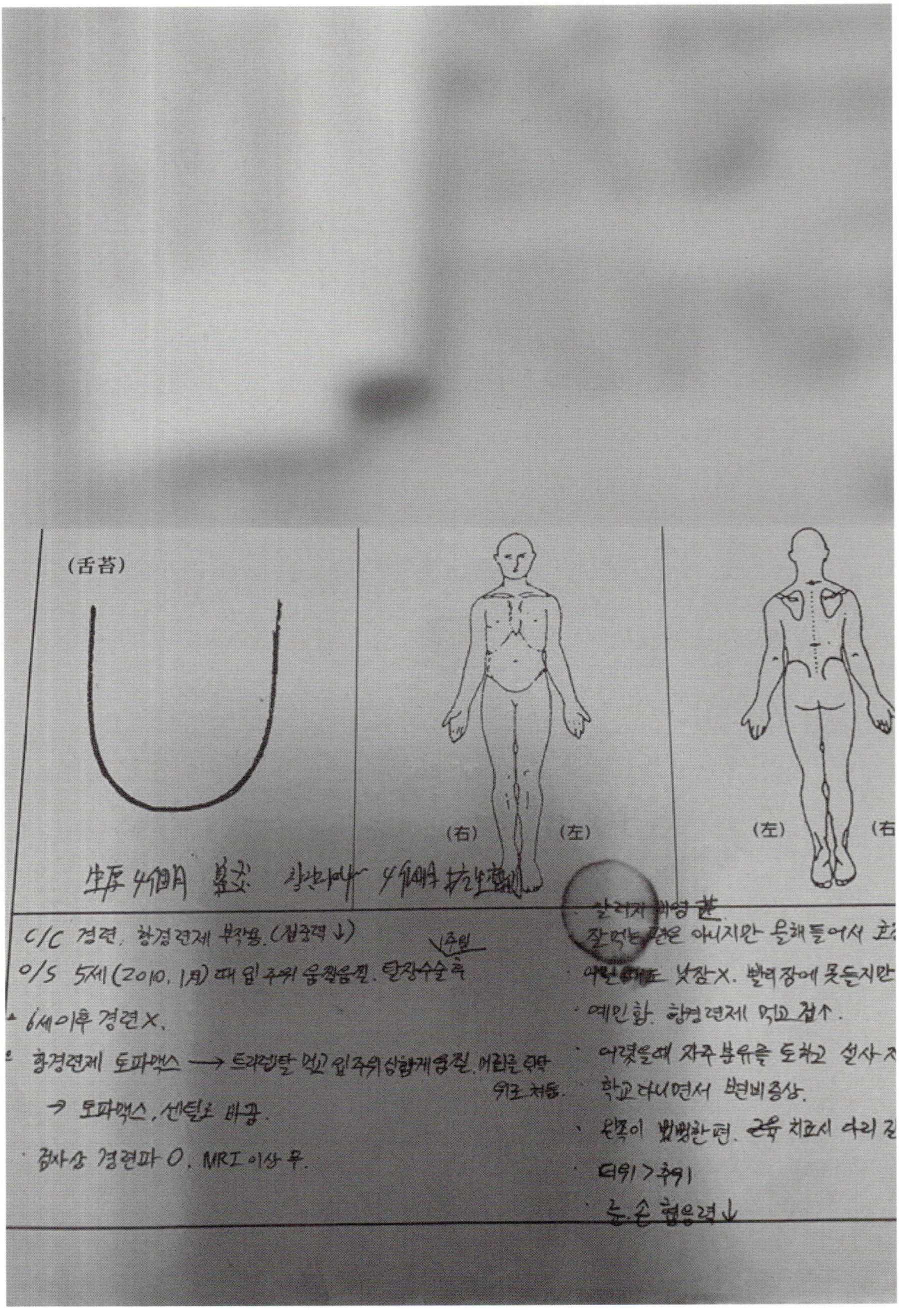

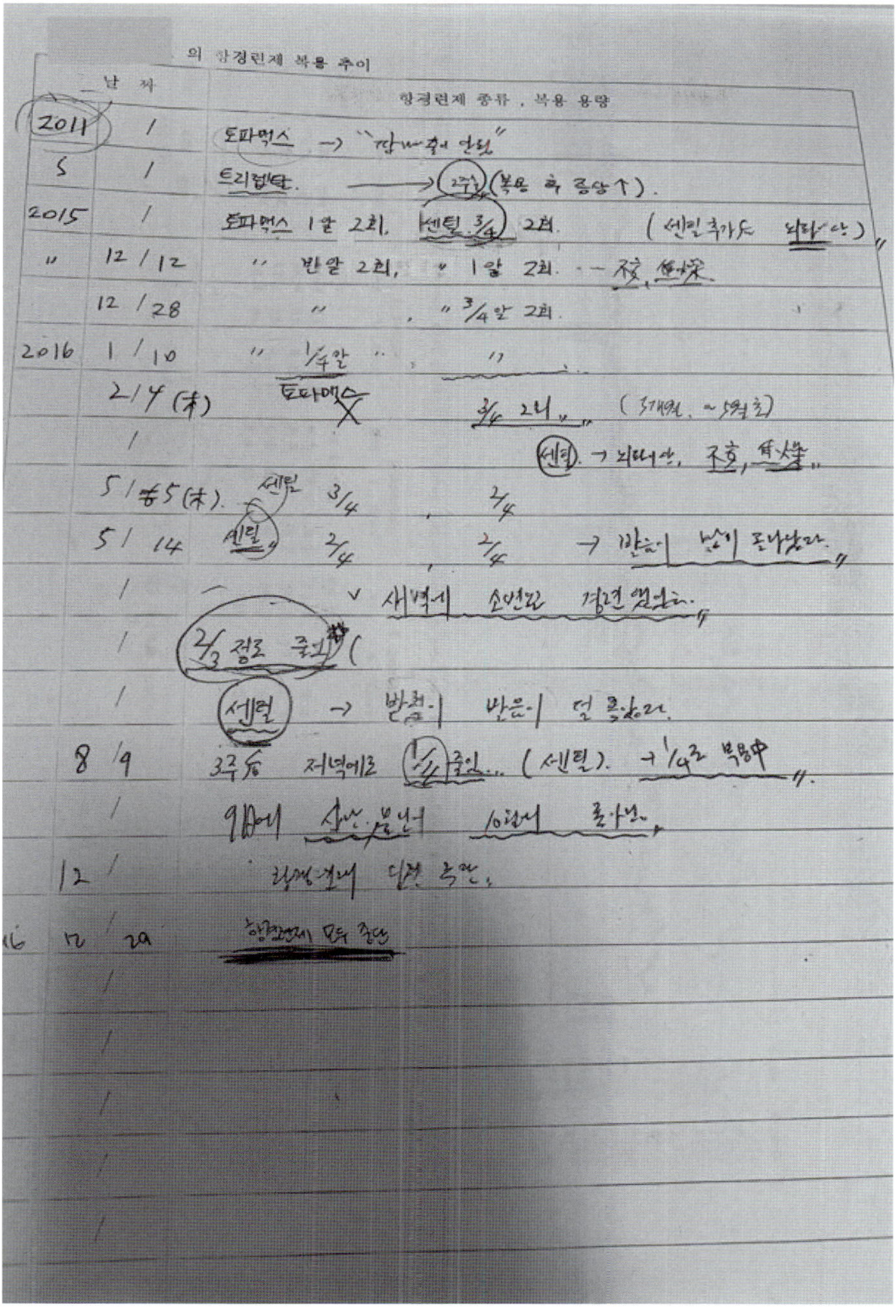

날 짜		의 항경련제 복용 추이 항경련제 종류, 복용 용량
2011	1 / 1	토파맥스 → "맛나쁨. 안됨"
ς	1 / 1	트리렙탈 → 2T (복용 후 증상↑)
2015	1 / 1	토파맥스 1알 2회, 센틸 3/4 2회. (센틸추가도 발탁안)
"	12 / 12	" 반알 2회, " 1알 2회. → 짜증, 헌지증
	12 / 28	" , " 3/4알 2회.
2016	1 / 10	" 1/4알 "
	2 / 4 (木)	토파맥스 ✗ , 3/4 2니 (3개월~5개월)
	/	센틸 → 피따산, 조효, 복싱
	5 / 늄5(木)	센틸 3/4 , 2/4
	5 / 14	센틸 2/4 , 2/4 → 반응이 넘이 도낮았다
	/	∨ 새벽에 소변끈 경련 멎음.
	2/3 정도 줄임 (
	/	센틸 → 발침이 반응이 덜 좋았다.
	8 / 9	3주후 저녁에도 1/2 줄임.. (센틸). + 1/4로 복용中
	/	9월에 손발 묻너 10월서 돌아봄.
	12 /	경련없이 다닌 수면.
16	12 / 29	항경련제 모두 중단

4. 홍○○ (Chart. 뇌 -603)

뇌전증 4년 이상 경련 없이 증상이 사라질 뿐만 아니라, 원래 가지고 있던 소화장애, 잦은 잔병치레 모두 개선.
≫ 어머님의 자필 감사 인사 포함.

첫 내원 시 당시 소견

2014년 8월
만 8세 / 男

가장 불편한 증상

뇌전증 (경련)

증상이 나타난 시기

2세 때 처음 경련 증상, 4세에 장염으로 인해 경기 심하게 함.
7~8세에 경련 지속되어 창원삼성병원에서 양성뇌전증 진단받음.

초진 소견 당시 현재 가지고 있는 병증에 대한 기록

진단받은 후 올 초부터 7월 잠에 든 상태에서 경련함.
대발작 - 온몸을 들썩이고 침을 흘림.

동반 증상

겁 많고 예민한 편.
가끔 어지럽다는 얘기를 함.
잦은 감기, 비염, 주로 코 증상으로 시작해서, 최근에는 목·열감기 시 두통, 복통 호소.
장염, 소화장애 자주 나타남. 〈변비+설사 교대로 나타남〉
최근 변비약 복용 중 땀이 많이 남.
손, 발에도 땀이 많음. 〈특히 잠들기 전 땀 많이 흘림. 머리가 흠뻑 젖을 정도〉
숙면이 안 됨. 자다가 뒤척이고 한숨 자주 쉼. 잠에서 깨면 다시 잠들기 힘듦.

치료 내용

한약 복용 및 주기적인 통원 치료.

치료 경과

(2014.08) 내원 후 이틀째 자다가 답답한지 깨서 앉아 있다가 다시 잠. 변비 증상 조금 나아짐.
(2014.09) 변비 증상 여전. 복통 호소 감소. 수면도 조금 개선됨. 경련은 없고 추석에 열감기함.
(2014.12) 한약 중단 후 10月 초. 12月 말. 경련해서 다시 내원. 타 한의원에서 한약 2달 복용.
10月 - 체기 동반 (식사 후 바로 수면)
11月 경련 - 감기 기운 있어 양약 복용
현재 감기 기운 X. 대변 好. 날씨가 흐려서 기운 없고 처짐. 간혹 어지러움 호소. 열감기는 잘 없음.
(2015) 감기 증상 있었으나 상비약 먹고 좋아짐. 컨디션 나쁘지는 않음. 잘 때 움찔거림이 나아지는 듯하다 다시 나타남.
(2015.01.19.) 기침 간헐. 현재 호흡기 증상 없음.

(2015.02.17.) 2주 전 고열 남. 경련 X. 현재는 열 내리고 콧물, 기침 증상 약간 有.
(2015.03.07.) 어제저녁부터 열 ↑. 가래 약간 있음.
(치료 6개월 경과) 열감기 한 번 했었으나 경련 X. <u>2014년 11월 이후 경련 없었음.</u>
(2015.06.27.) 기침 약간. 그 외에 특별한 증상 없음.
(2015.09.05.) 특별한 증상 없이 잘 지냄. 경련 없음.
(2015.10) 상비약 먹고 감기 증상 호전. 피곤하고 미열 나면 상비약 먹고 호전.
(2015.12~2016.06) 증상 있을 때 상비약 먹은 후 전부 호전됨.
(2016.10.15.~2018.12.21.) <u>경련 안 한 지 4년째 되었다 함.</u> 감기 증상도 크게 잔병치레 없이 잘 지내고 있다 함. 먹는 것도 처음보다 많이 좋아지고, 소화도 체기 없이 잘 되는 것 같다 함. 한의원 덕분이라고 감사해함.

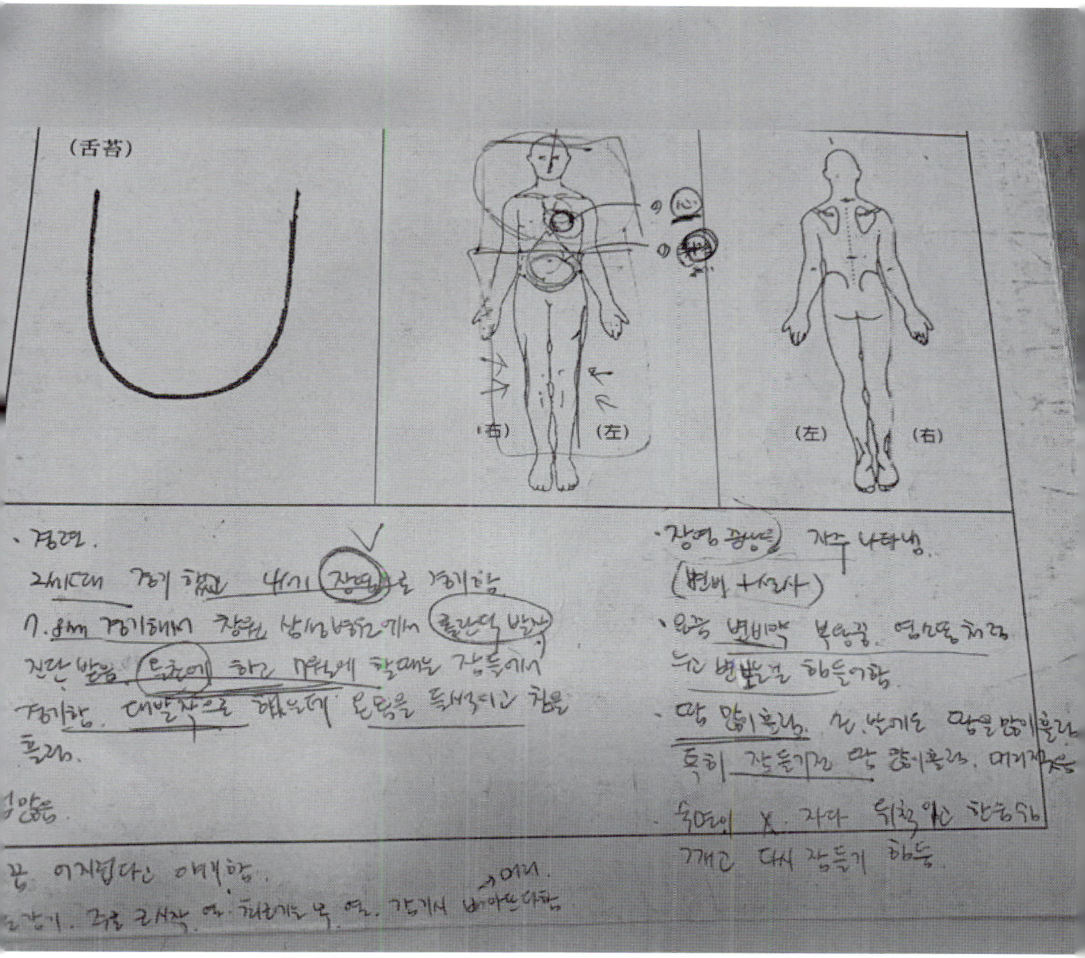

(舌苔)

(右) (左)　　　(左) (右)

- 경련.
  2시대 경기 했었 4개 장약을 경기함
  7. 8m 경기해서 장약 ○○○○○에 휼란약 발음
  전반 발음 (도중에) 하고 맨밑에 학대는 감동이가
  경기함. 대발작으로 해수며 온몸을 뒤척이신 경험
  호소.
  1 양 ○○

꿈. 예전보다 예민함.
잠기. 꿈 꾸사각 옆 재회하고 목 옆. 갑자기 벌어진다함

- 장염 장염○ 자주 나타남.
  (설사 + 설사)
- 왼쪽 병비학 부종공 염려되지라
  눈 병받길 해둔기함
- 땀 많이 흘림. 눈, 눈개도 땀을 많이흘림
  특히 잠들기전 땀 흘려흘림. 머개까지
- 숙변 X. 자주 뒤척이며 한숨도
  깨고 대시 잠들기 해둠

10/15 특별한 증상 X.

11/19 특별한 증상 X.

12/23 특별한 증상 X.
머리나 발끝까지 저리도록
내려갈다하심.

⑰ 2/4 특별증상 X
9/22 (12:5)
경련이나 특별한건 X
좌측이 기침 약간 한다함.

11/14 H.C 큰 이상x

12/21 H.C 감기증상 걸음있다함
국속증상은 아함. 제대로
걸림이 있다함.
곧 내년봄에 영양성장촉진제
예정이라 느낌.

⑱ 1/29 H.C
특별한 증상 없이
잘지내고 있다함. 경련이나 연도 X

4/2 H.C
치료는 계속 X.
감기증상 좀 있다함. 건아함. 목이 좀 무거운느낌.

6/1 H.C
좌측이 12달걸이 푹 떨어지고
기침 감흥하는데 심하게 아픈건 아니라함

9/4 H.C 감기한번씩 연가 하지만
예전과는 여러고등에 세계서
훨씬 좋아함.
일요일 이사가서 새로운
체감가 가볍다 생각됨.
시간이 걸안천다.

9/13 H.C 특별증상 X, 잘함

10/4 H.C
감기증상이 있다함.
코막힘 약간있고 몸살기운이

11/23 H.C 몸살기운이 있긴해도 특별
자주에 강이 목격해서
경향이였다함. 그러다

12/21 H.C

X 경련 양어서 나는
더없다함.
감기장남도 크게 걱정치계
각 지내고 있다함.
여러가도 적용다 많이
단단한 자신기능이 잘
아직 잘은 잘 못자
있지만 점점 좋아

성모아이한의원

본 치료후기는 아래 아동의 보호자인 본인이 직접 작성 한 글이며, 아래 아동의 사진과 치료 후기는 성모아이한의원 관련 온·오프라인에서 사용되어짐에 동의 합니다.

자녀 성명 :

보호자 성명 :   인

작성일 : 2016 년 1 월 10 일

저희 ㅇㅇ이는 7세때 유치원졸업을 코앞에 두고, 갑자기 저녁때 잠들기시작하면서 경기를 했습니다. 경기할때 '인중'에 자극을 주었더니 경련이 풀려졌습니다. 이런 상응이 그 후에 3번정도가 더 있었는데 경련의 시점이 줄어들면서 경련시간도 늘어나, 암좋아지는 것을 느꼈습니다.
(6개월에 한번 → 3개월에 한번)
→ 한달에한번 ...
아이의 몸상태는 감기는 한달에 한번씩 항상체를 먹어야했고 장염도 감기후엔 따라왔습니다. 신경과'에서는 무조건 뇌파검사르만 단독했고, 정확하지 않은 약을 이야기하던 때에, 이웃곳 엄마가 성모아한의원을 알게되어, 내원하게 되었고 자주가는 잡는 심정으로 약을 먹기시작했고 (2014년 12월) 한달 먹이니, 불면증이 심했던 아이가 잠을 자기 시작했습니다. 그리고, 항상 변비를 달고 살던 아이 아침은 아니지만 하루중 꼭 한번씩 변을 보게 되어, 너무 신기했습니다. 그리고, 조금씩 잠들기전 움찔움찔 하는 아이의 몸도 ♥ 건강씩, 진정되는 것도 느꼈습니다. 이렇게 경기씩 호전되었고 ♥ 6개월정도 지나면서 열감기도 한번 걸리면 한달씩 고생했는데, 일주일 ~ 이주 정도면 완래되는 것을 느꼈습니다. 얼굴에 혈색이 돌기 시작했고, 일년여정도 지나니, 감기도 걸려도, 열이 나지 않는것을 느꼈습니다. ♥ 너무 피곤하여 미열이 살짝 생기더라도 '체열망'을 하루 쯤을 땀을 내면 가라앉았습니다. 저희는 이렇게 호전되어지는 상응을 알기때문 1년복용했어도 끊었죠. 1년정도 더 먹게 되었습니다. 위같은 상응은 모면했어도, 더 짐거라는 엄마의 마음이 있었기 때문입니다. 저희는 기초체력도 많이 좋아져 계주선수도 활동했을 만큼 좋아졌습니다. 그럴거면, 항상 초심을 잊지않고, 약처방과 몸관리에 신경쓸 것입니

Chart 69

5. 반○○ (Chart. 뇌 -680)

어떤 항경련제를 써도 증상이 악화되던 뇌전증, 성모아이 내원 후 항경련제 없이 2년 이상 경련 재발 없이 매우 빠른 성장 속도, 학습능력의 개선을 보임.

첫 내원 시 당시 소견

2015년 1월
만 6세 / 男

가장 불편한 증상

뇌전증 (경련)

증상이 나타난 시기

2014년 12월 24일 5세에 첫 발병 → 항경련제 토○맥스 복용 시작.
12월 30일 입원 치료하다가 2015년 1월 7일 퇴원.
지금도 자주 경련 나타나는 중.

초진 소견 당시 현재 가지고 있는 병증에 대한 기록

전조 증상으로 심장이 두근거리고 무서워하면서 엄마를 찾고 안김.
증상은 5~10초 내외로 나타남.
병원에서 항경련제 맞는 종류의 약을 못 찾아내어, 여러 종류의 약을 쓰면서 더욱 증상이 심화됨.

동반 증상

예민하고 겁이 많음.
잦은 감기, 비염, 축농증으로 주로 코, 가래, 기침을 자주 함. 항생제 과다 복용력 있음.
열이 많아 땀을 베개가 젖을 정도로 많이 흘림(특히 머리 부위).
변비 경향 조금 있어서 변 보는 게 힘듦.

치료 내용

한약 복용 및 주기적인 통원 치료.

치료 경과

(2015.01) 16일 오전에 짧게 연속 2번 경련. 퇴원 후 수면장애 생긴 것 같음. 잠들고 5분 후 깨서 경련하고 다시 잠듦(자다가 일어나서 돌아다니다가 다시 잠들 때까지를 기억 못 함). **낯선 곳이나 어두운 곳에 가면 경련 심함.** 현재 콧물 증상 있음.
(2015.01) 콧물 약간 있음. 잠들기 전 경련 증상. 잠은 잘 잠. 자다가 새벽에 깰 때 경련. 횟수 비슷(5~10번 내).
(2015.02) 현재까지 경련 없이 수면상태 양호.
(~2015.11.14.) 경련이나 감기 증상 X. 잔병치레도 없이 잘 지냈다 함.
(2016.10.22.~10.29.) 왼쪽 입가 쪽에 실룩거림(살짝). 그 외 경련 증상 X.
(2016.11.14.) 저녁에 주로 경기를 많이 함.
(2016.11.19.) 자기 전에 경련 증상 나타남. 떨림, 소리도 약간 지름.
(2016.11.26.) 낮에는 어제부터 경련 X. 밤에 잘 때 경련(횟수는 2~3회로 줄어듦). 야제증처럼 자다가 이유 없이 소리 지르고 본인이 인지를 못 함.
(2016.12.17.) 빈도가 약해짐 감기도 다 나았고 괜찮았다 함.
(2017.01.18.) 경련으로 인해 병원 뇌파검사를 해 보니 경련파로 나왔다 하심. 잠잘 때 경련. 자락 후 금방 돌아옴.

(2017.01.21.) 잠들기 전 잘 때 깜짝 놀라면서(소리도 침) 깸(하루 6번 정도).
(2017.02.01.) 특별한 증상 없음.
(2017.02.11.) 어제저녁에 5~6회 정도, 많을 때는 7~8회. 1시 30분에서 2시간 간격으로 헛소리하고 깜짝 놀람.
(2017.02.18.) 낮에 안 한 지 10일째, 저녁엔 조금씩 나아지고 있음. 새벽엔 경련 X.
(2017.03.04.) 밤에 안 한 지 5일 되었다 함. 근육이 수축돼서 놀라는 건 아직 있지만 잠에서 깨지는 않음(주사안신환 자기 전 1/2알, 화장실 가면서 1/2알).
(2017.03.11.~2019.05) 낮, 밤 경련 증상 없이 잘 지내고 있음. 이번 시험 전 과목 100점 맞았다 함. 우수한 성적 유지 중.

성모 아이 한의원
www.sungmoi.com

성 명			남 여 나이 6세 8(개)개월
주 소			
전 화		핸드폰	

소속기관	기호		피보험자	성명
	명칭		수진자	성명
피보험자 번호			1.피보험자	2.피부양자
주민등록 번호		- 앞자리만 기재		

해맑은 웃음을 가진 아기들의 수호천사가 있는 곳으로 모십니다.

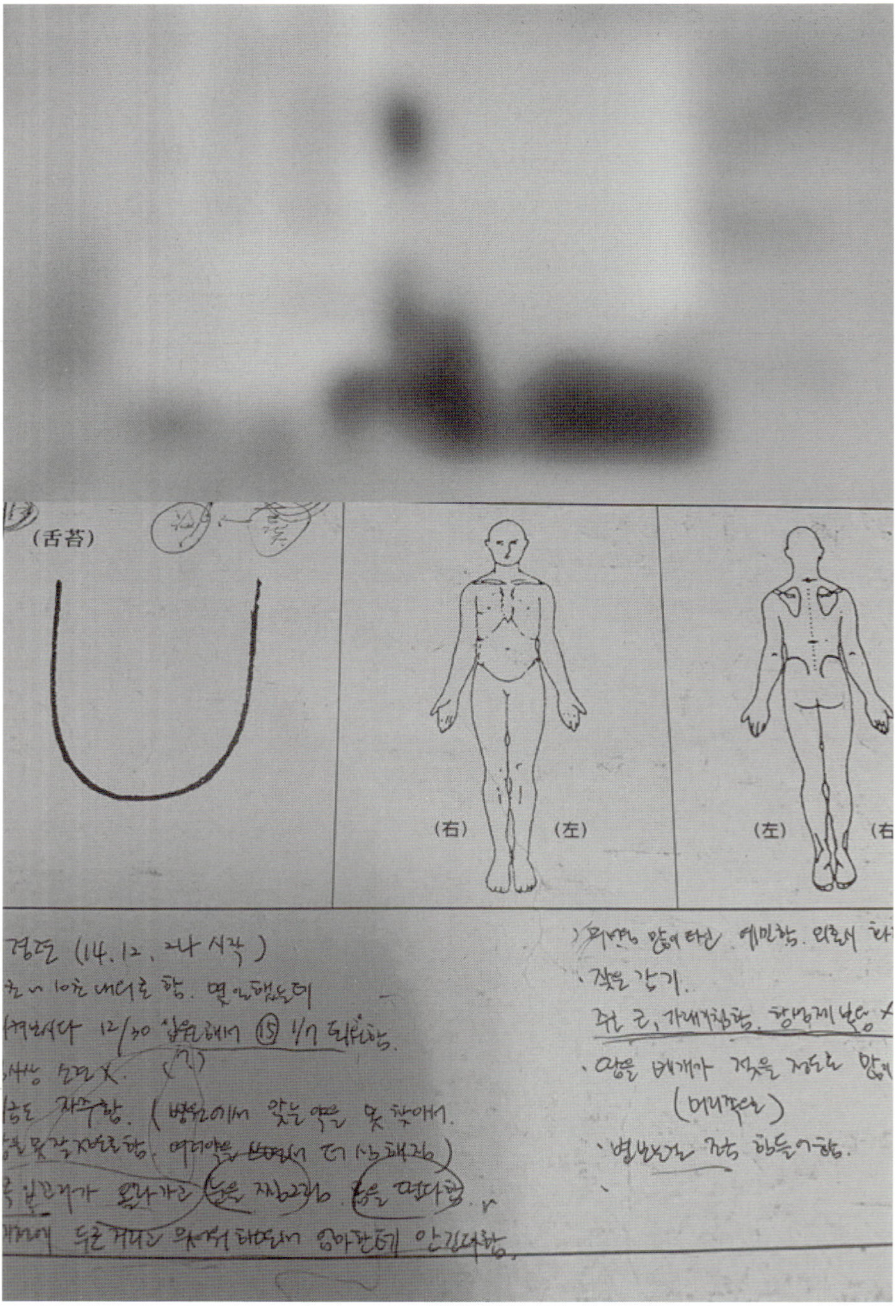

특별한증상×

9/8 (10:22~)
　　특별한증상×

9/22 (10:00~)
　　특별한 증상×

10/6 (10:26)
　　특별한증상×

10/14 H.C. ×.

10/20 (10:00)
　　특별한증상×

11/10 (10:14~)

11/17 (10:04)
　　특별증상×

11/24 (11:6~)
　　크가 잘 안됨.

12/15 (10:25~)
　　곳을 좀 난대함.
　　특별한 증상×

※ 두알, 3알 100알 많이
　 알에대 먹일 100알 먹일
　 먹었음.

12/22 (10:00)
　　특별증상×

특별한증상×

2/9 (10:25~)
　　특별하고 함×
　　(밥도 잘먹는다함.)
　　　　네

3/2 (10:58~)
　　특별한 증상 ×

3/23 (15:1~)
　　특별한 증상 ×

4/6 (10:28~)
　　특별한 증상×

4/13 (10:12~)
　　특별한 증상 ×

4/20 (16:6~)
　　특별한 증상 ×

4/27 (10:15)
　　에페두 강기증

5/11 (10:23~)
　　특별증상×

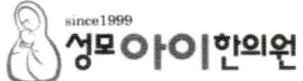

본 치료후기는 아래 아동의 보호자인 본인이 직접 작성 한 글이며, 아래 아동의 사진과 치료후기는 성모아이한의원 관련 온,오프라인에서 사용되어짐에 동의합니다. (인쇄물-출판,블로그,홈페이지 등에 사용됨)

자녀 성명 : 다시 웃음을 찾은 아이

보호자 성명 : 감사합니다   인

작성일 : 2019 년 2 월 20 일

먼저 지면을 통해 성모아이한의원 김성철 원장님과 간호사님들께 감사의 인사를 대신 전해 드릴 수 있게되어 무척 영광스럽습니다.

2010년 8월 세상의 모든아이처럼 모두의 축복 속에 제 아들도 태어 났습니다. 아장아장 첫 걸음을 내딛고 어린이집을 다닐 때만 해도 잦은 감기로 입원 치료를 몇 차례만 경험 있었지만 욕심도 많고 밥도 잘 먹고 잘 자랐습니다.

하지만 유치원을 다니던 2014년 12월 중순 경, 아이가 형과 잘 놀다가도 깜짝 놀라는 표정으로 먼 산을 보며 눈을 치켜 뜨고 소리를 지르기를 몇 차례씩 하였습니다. 주변 어른들께서는 '커가는 과정이라' 고만 말씀 하셨습니다만 아이의 증상은 빈도가 더 늘어 났고 숙면을 취할 때 까지 수 차례 같은 증상을 보였습니다.

혹시나 하는 마음에 그해 12월 말 경북대 칠곡병원 (소아청소년 신경과)에 입원하여 비디오뇌파검사, MRI 검사를 하였으나 특이한 이상 소견이 없으며 약물치료를 해 보자는 말씀에 일 주일간 입원하여 ████ ███ 등 뇌전증 치료에 관련된 모든 약물을 처방해 보았지만 반응을 나타내는 약을 찾지 못하였습니다. 물론, 아이의 증상도 별다른 차도를 보이지 않았습니다. 정확한 진단명도 없이 퇴원하면서 처방받은 항경련제를 한 알도 빼지 않고 먹였습니다.

집으로 돌아오는 길에 지쳐 있는 아이 모습과 해를 넘겨 가면서 아이와 밤을 지샌 아내의 모습은 지금도 잊을 수가 없습니다.

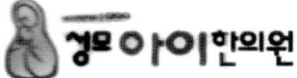

본 치료후기는 아래 아동의 보호자인 본인이 직접 작성 한 글이며, 아래 아동의 사진과 치료후기는 성모아이 한의원 편형 온,오프라인에서 사용되어짐에 동의합니다. (인쇄물-출판,블로그,홈페이지 등에 사용됨)

자녀 성명 :

보호자 성명 :   인

작성일 :   년   월   일

    심오과까지도 잠든 심정으로 수소문하다 알게된 '성모아이한의원 (분당)'을 찾아갔습니다. 그렇게 김서현 원장님과 첫 대면을 하고 따뜻한 손으로 아이의 맥을 짚어 보시고, '뇌전증'이라는 병에 대한 견해와 치료방법을 설명해 주시면서 '꼭! 나을수 있다'는 말씀을 듣고 안심이 되었습니다. 한약을 지어 먹이고, 보름쯤 지나자 경기하는 모습이 잦아들더니 몇일 만에 증상이 사라져 버렸습니다. 기쁜 마음이야 어떻게 말로 표현 할 수 있겠습니까? 새벽 잠 설치가면서 본 아이를 다독거리며 조금이라도 더 잠수 있도록 몸을 지켰던 지난 한 달여간의 지옥과 같던 그 고통이 사라져 버렸습니다.

    한 달여간 한약을 복용 하면서 일주일에 두번씩 먼길이동하며 대구까지 침을 맞으러 다니면서도 간절한 마음에 접점을 찾아다니며 뜸적을 붙이고, 굿을 하고, 수액을 피한 잠자리를 안고 잠을 재우면서 아이의 경기가 사라지는 수단과 방법을 가리지 않았으나 증상이 사라지자 어른들 말씀처럼 '커가는 과정일까야' 라는 생각으로 더 이상 한약도 먹이지 않고 침도 맞지 않는 바보같은 실수를 하게 되었습니다. 적어도 1,2년은 한약과 침치료를 해야 한다는 원장님의 말씀을 새겨듣지 않았던 것입니다. 돌이켜 생각해 보면 사람의 마음이 그렇게 간사할 수 없었습니다.

아이는 그렇게 다 나은 듯 무럭무럭 자랐습니다. 초등학교 입학을 하기 위해 선물 받은 책 가방을 보고 뿌듯해 하던 2016년 9월만... 정도는 심하지 않았지만 같은 증상을 다시 보이기 시작했습니다. 순간 아무말도 못하고 아내와 멍한눈을 마주 하였고 또 다시 고통의 시간 시작되었습니다. 유치원 대표로 체육대회 선수로 하였던 아이가 그렇게 좋아하는 유치원도 그만 두었습니다. '아이가 자라면서 누구나 그럴수 없이'라는 희망을 걸면서 치료도 않고 곧 좋아질 것이라는 막연한 기대를 하며 지켜 보길 나개월여... 하지만 아이의 경기는 10분이 넘다가 계속 되었습니다. 잠이 완전히 들기 전에는 3분, 5분마다 경기를 하였습니다. 잠을 자다가도 아이의 소리에 아이 옆으로 달려가 안아 주었습니다.
　점점 심해지는 증상에 더 이상 견딜수가 없었습니다. 원장님께는 죄송한 말이지만 한약도 먹을수가 없었습니다. 그래서 2017년 1월 19일 서울대병원(소아 청소년 신경과)에 입원하여 또다시 검사를 하였습니다. 뇌파검사에서 받은 진단결과는 'Epilepsy not intractable (심각하지 않는 간질)'이었습니다. '데파코트'라는 항경련제를 처방 받았습니다. 바보 같지만 아이에게 한 알을 먹였습니다. 하지만 그 부작용을 잘 알고 있기 때문에 버려버렸습니다.
　그 길로 신비아이한의원을 다시 찾아 갔습니다. 그 동안 있었던 모든 것을 김성철 원장님과 이야기 하고 다시 시작해 보자는 용기를 받고 한약 복용과 침 치료를 병행 했습니다. 그러나 첫 부분때와는 달리 차도는 보이지 않았고 안타까운 마음에 아이의 이름을 바꾸고, 조상들의 산소를 이장하고 정말 안 해본것 없이 지성 껏 기냈습니다.
　2017년 2월 중순 아이의 유치원에서 졸업식에 꼭! 참석해 달라는 전화가 왔습니다. 증상이 여전하여 망설였습니다. 아이의 눈에는 눈물이 가득 했습니다. 무엇보다 곧 초등학교에 입학할 사안이 다가 왔기에 더욱 마음이 아팠습니다. 예방 접종만 몇 차례하고 참석한 졸업식에서 천진 난만하게 뛰어다니는 아이를 보니 가슴이 찢어지는 듯 했습니다. 초등학교 입학을 늦추자고 아내와 이야기 했습니다. 터질듯 했던 그때 심정은 지금도 가슴이 먹먹해 집니다.

정확히 2017년 2월 23일 초등학교 입학을 일주일 남겨두고 제 옆에서 자는 아이를 불러지도 소리를 지르며 깨어나지도 않았습니다. 아이의 코아래 손을 대며 아이가 자고 있는지 확인하면서 아내와 저는 그날 뜬눈으로 밤을 지새웠습니다. 아침 일찍 기지개를 켜고 '잘 잤다' 하며 일어나는 아이의 모습을 보며 또 다시 기적을 보았습니다. 그때부터 그러하지 지난 지금 2019년 2월 20일까지 아이는 너무도 잘났고, 너무도 튼튼하고 너무도 사이좋게 형과 친구들과 신나게 즐겁게 생활하고 있습니다. 담당축 같은 소리인지는 모르겠지만 작년에 그 학년 반장도 되고, 1,2학년 동안 받아온 상장이 15개가 넘습니다. 피아노 치기도 좋아하고 운동도 좋아하고 친구들 중에서 생일파티에 가장 많이 초대 받는 아이가 되었습니다.

원장님께서 '성장의 그 원리이라는 말씀을 믿었어야 했는데, 그렇게 했더라면. 꾸준하게 치료했더라면 아이와 아내의 고통이 없었을 것인데'라는 후회가 지금도 가득합니다. 항상 따뜻하게 아이의 두 손을 잡아 주시면서 '어이구 좋아졌네, 우와~ 키 봐라, 살찜라네…' 이렇게 칭찬해 주시는 원장 선생님께 고개숙여 백번 천번 감사의 말씀을 올립니다. 원장님 덕분에 소중한 아이를 지킬 수 있었습니다. 정말 감사합니다. 그리고 한의원에 갈때마다 아이와 눈 맞춰주시고 맛있는 사탕이며 과자 챙겨주시고 사소한 것 까지 감안해 아이와 이야기 나눠 주시는 간호사 선생님께도 감사의 인사드립니다. 원장님께서 'OKAY' 하실 때까지 믿고 아이를 맡기겠습니다.

사연을 밝히지도 못하고 아이의 사진도 공개하지 못하는 점은 부모의 마음으로 헤아려 주시고, 감사한 마음을 이렇게 밖에 표현해 드리지 못한 점 이해해 주시라 생각합니다. 이 글을 읽고 계신 한솔음의 부모님께서 개인적으로 연락을 주신다면 아이의 증상과 치료과정에 대해 말씀을 드리겠습니다. 모든 아이와 부모가 더 행복해지길 바라면서 두서 없는 글을 마무리 합니다. 행복하십시오.

　　　　　　2019년 2월 20일
　　　　다시 웃음을 찾은 가족을 대신해서 감사의 글을 올립니다.

　PS) 2019년 2월 20일 이면 아이가 경기를 멈춘지 만 2년이 되는 날입니다. 곧 3학년으로 진학을 합니다. 아이와 아내에게 맛있는것 사줘야겠습니다. 감사합니다.

6. 박○○ (Chart. 뇌 -811)

2년간 경련 없이 안정됨. 경련뿐만 아니라 심하게 좋지 않던 혈색 개선, 심한 피부 건조증, 소화장애 모두 매우 호전. 전남 순천에서 매주 1~2회 통원 치료, 항경련제 복용력 1년간 있더라도, 경련 지속되었지만 항경련제 모두 중단 후에도 뇌전증 완치.

첫 내원 시 당시 소견

2016년 1월
만 6세 / 女 / 전남 순천

가장 불편한 증상

뇌전증 (경련)

증상이 나타난 시기

3세에 처음 발병

초진 소견 당시 현재 가지고 있는 병증에 대한 기록

잠에서 깨면서 주로 경련 증상 나타남(5분 내외, 눈이 돌아가고 경직되는 증상).

동반 증상

소화는 잘 시키는데 약간 편식 경향 있음. 다크서클 심한 편.
항생제, 항히스타민제 다량 복용력.
숙면이 어렵고 자주 뒤척임.

치료 내용

한약 복용 및 주기적인 통원 치료.

치료 경과

(2016.03.05.) 어제 새벽에 경련, 20~30분간 지속. 처음에 10분 정도 하다가 다시 경련.
(2016.03.12.) 수요일에 경련, 손발 저리고 얼굴 쪽으로 불편. 뒤로 넘어감(10분 이내).
(2016.03.19.) 팔다리 저리다고 함.
(2016.04.02.) 독감으로 입원, 일 나면서 경련 1회, 그 뒤로는 안정.
(2016.05) 경련 없이 괜찮았음.
(2016.06.18.) 지난주 토요일 20분간, 그리고 3일 전 새벽에 3분 정도 경련. 전조 증상으로 온몸이 저리다는 표현 했음.
(2016.08~09) 특별한 증상 X.
(2016.10.08.) 일요일 오전에 20분 정도 경련, 소화불량, 체한 상태였음. 그 이후로 저리다는 말을 자주 함.
(2016.10~12) 경련 X, 특별한 증상 X.
(2017.01.07.) 목감기, 열나면서 화요일 아침에 자다가 경련, 사혈하니 금방 돌아옴.
(2017.02~04) 특별한 증상 없이 괜찮았음.
(2017.05) 지난주 금요일 소화불량 체한 상태에서 경련. 사혈하니 금방 돌아옴.
(2017.06~12) 특별한 증상 없이 안정된 상태.

(2018.01) 그저께 경련 양상 심하진 X, 이후 어지럽다는 얘기 자주 함.
(2018.02) 먹는 것 너무 잘 먹음 어지럽다거나 저리다는 얘기 전혀 안 함. 목
 아프거나 코 막혀도 상비약 복용 후 개선.
(2018.03~2019.11) 2년간 경련 없이 소화기능 개선, 성장 발달, 혈색 모두
 매우 개선. 부모님께서 매주 내원하실 때마다 놀라워
 하심.

진료 후기

○○이는 얼굴빛이 굉장히 누렇고 흑색을 띠며, 다크서클이 심한 편이고 소화장애, 어지러움을 자주 느끼는 아이입니다.

경련하는 경우를 확인하면 주로 체하거나 소화장애로 인한 혈액순환 장애 시 경련이 자주 나타나며, 평시에도 근육의 강직, 쥐가 자주 나고 경련 시에 손발 끝을 사혈하지 않았을 때도다 사혈했을 때 의식이 돌아오는 속도가 빨랐습니다.

전라남도 순천에서 먼 거리임에도 매주 내원하여 뇌다훈련과 한약, 침구치료를 병행하였고 현재는 2년간 경련 증상이 사라졌으며 항경련제 역시 모두 중단하였기 때문에 향후 치료에도 큰 무리가 없을 것으로 보입니다. 경련뿐만 아니라 기존에 체질적으로 가졌던 소화기 허약증, 피부건조증, 혈색 모두 개선되어 부모님은 성모아이한의원을 통해 다른 사람이 되었다고 말씀하십니다.

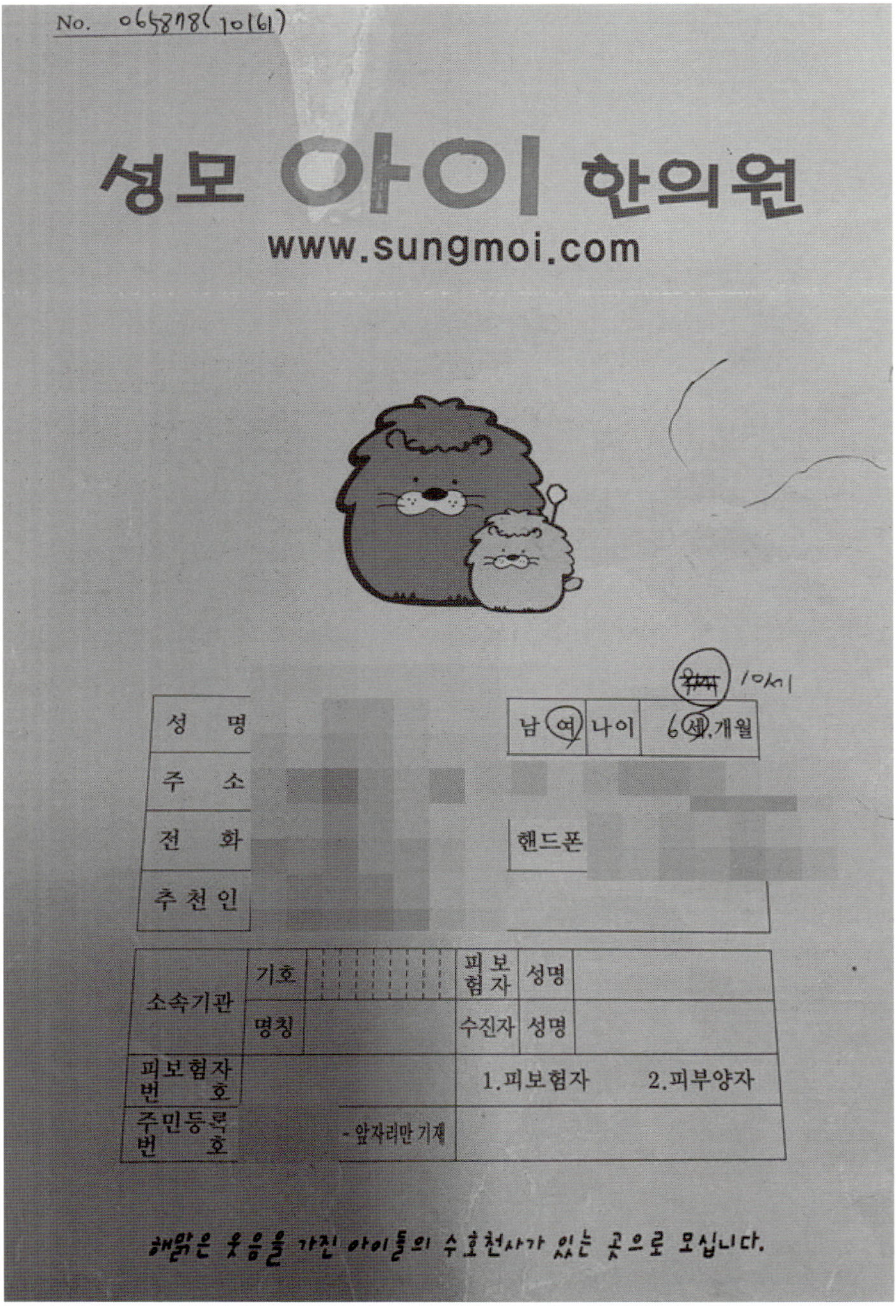

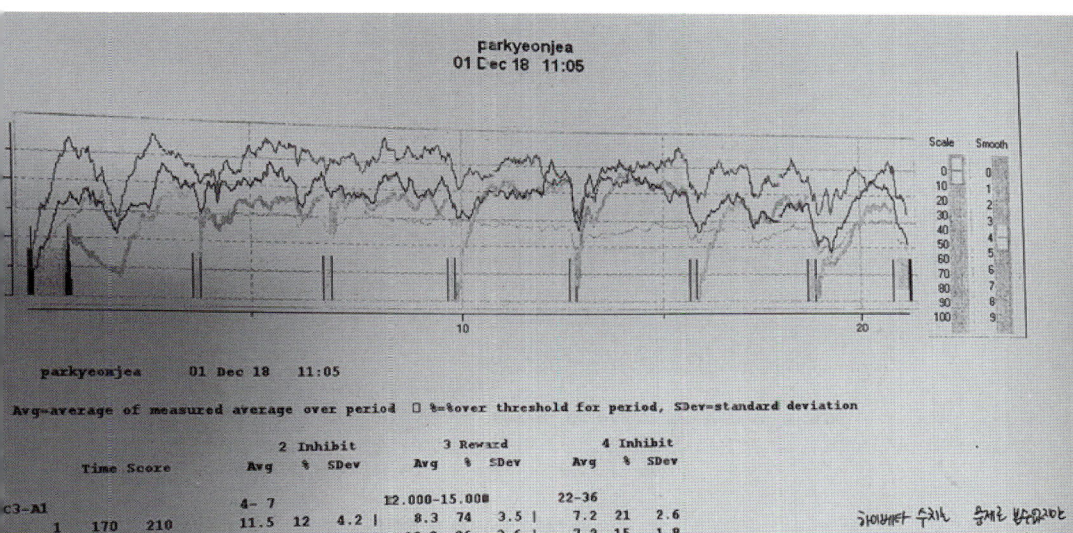

parkyeonjea   01 Dec 18   11:05

Avg=average of measured average over period □ %=%over threshold for period, SDev=standard deviation

			2 Inhibit			3 Reward			4 Inhibit		
	Time	Score	Avg	%	SDev	Avg	%	SDev	Avg	%	SDev
C3-A1			4- 7			12.000-15.000			22-36		
1	170	210	11.5	12	4.2	8.3	74	3.5	7.2	21	2.6
2	170	259	12.4	17	3.7	10.0	86	3.6	7.2	15	1.8
3	170	277	13.0	16	3.2	10.1	91	2.9	7.4	15	1.2
4	170	289	12.1	8	3.1	10.0	86	3.3	7.0	7	1.3
5	170	289	11.5	10	3.8	10.9	86	3.5	6.5	5	1.4
6	170	260	11.7	10	3.6	8.5	75	3.0	6.6	6	1.6
7	120	166	11.0	9	4.2	8.3	73	3.7	6.3	13	2.3
Total	1140 (19:0)	1750	11.9	12	3.7	9.5	82	3.5	6.9	12	1.8

사진

7. 백○○ (Chart. 뇌 -530)

뇌전증 항경련제 일주일 복용 후 내원, 항경련제 모두 중단 후 4년간 경련 증상 없이 완치, 현재 정상적으로 학교생활 유지 중.

첫 내원 시 당시 소견

2014년 3월
만 12세 / 男

가장 불편한 증상

뇌전증 (경련)

증상이 나타난 시기

2013년 12월 수면 중 경련(10분 나외).

초진 소견 당시 현재 가지고 있는 병증에 대한 기록

2013년 12월에 첫 경련. 부산대병원 EEG(뇌파검사)상 이상뇌파 소견.
2014년 3월 12일 2~3분 경련, 경련 전 피로한 상태였음.
항경련제 일주일간 복용 중.

동반 증상

축농증, 비염, 항히스타민제 항생제 수시 복용.
수면 시까지 시간이 걸림.
대변에서 변비 경향을 보임.

치료 내용

한약 복용 및 주기적인 통원 치료.

치료 경과

(2014.03) 감기 증상 약간(비염).
(2014.08) 감기 기운 약간. 열 없었음. 밥 잘 먹고 잠 잘 잠.
(2014.08) 30일 이번 주 경련 1회 함(2분). 전날 피로 ↑.
(2014.12) 28일 새벽에 경련 1회. (항상 새벽 12시에 증상 나타남)
(2015.01.31.) 수요일날 짧게 경련함. 1달 만에 함.
(2015.04) 월초에 수면 중 경련(강도 甚): 코 막힘, 코골이 심하고 밤에 불안해하고 겁먹음.
(2015.05.28.) 컨디션 좋고 경련 없었음.
(2015.07.31.) 4개월째 경련 없었음. 수면 호전.
(2015.08.15.) 8월 초 경련 2분 정도.
(2015.09.18.) 환절기라 아침 살짝 코 막힘, 목 따가움. 입면시간 길고 자다 놀라고 움찔한다 함.
(2015.10.26.) 내원 후 경련 X.
(2016.01.23.) 새벽에 갑자기 경련함.
(2016.02~2019.05.23.) 2016년 1월 이후로 4년간 경련 증상 없이 뇌전증 완치. 정상적인 학교생활 잘하는 중.

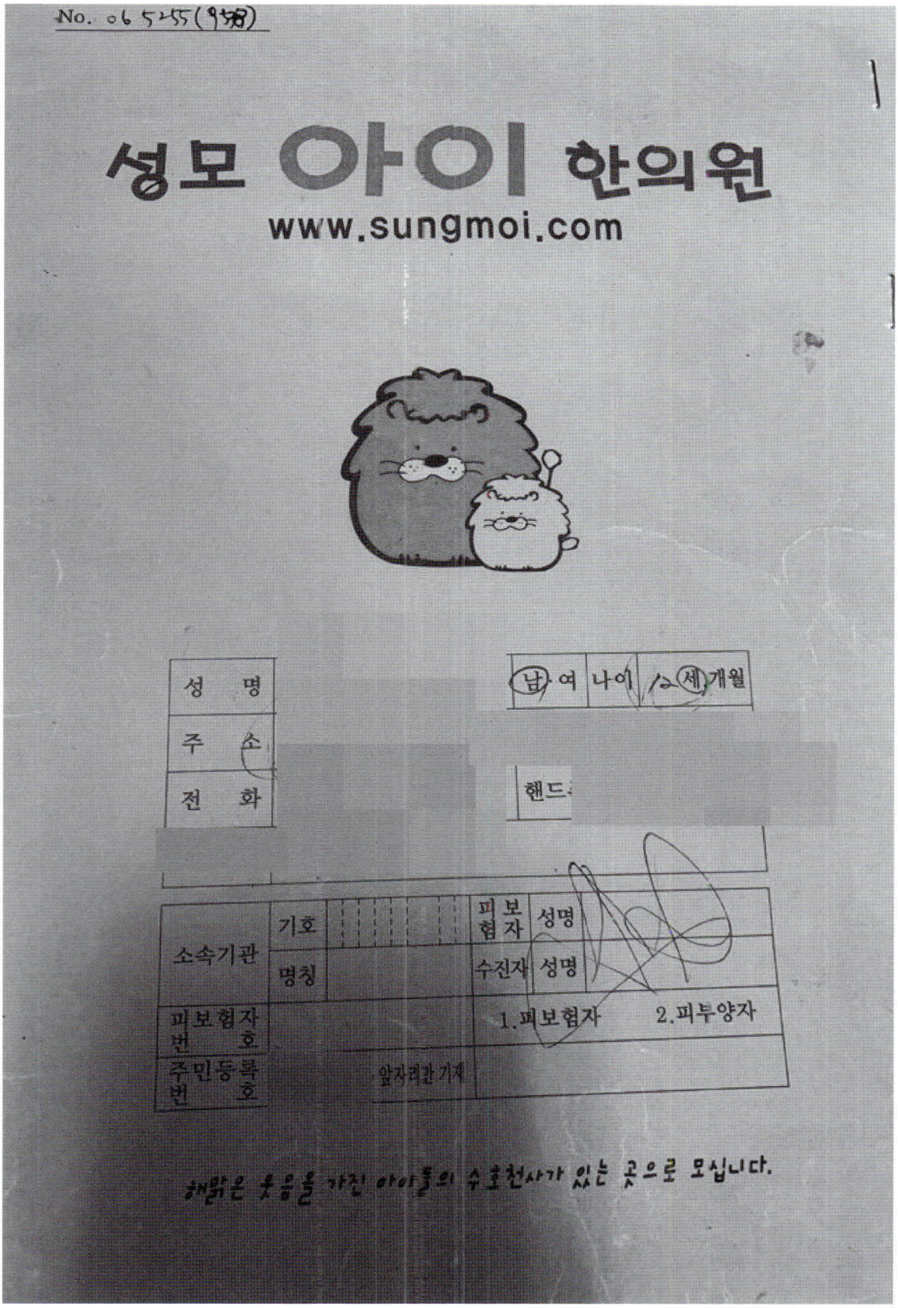

No. 06555 (958)

성모 아이 한의원
www.sungmoi.com

성 명		남/여 나이 12세 개월
주 소		
전 화		핸드

소속기관	기호		피보험자 성명	
	명칭		수진자 성명	
피보험자 번호			1. 피보험자 2. 피부양자	
주민등록 번호		앞자리간 기재		

해맑은 웃음을 가진 아이들의 수호천사가 있는 곳으로 모십니다.

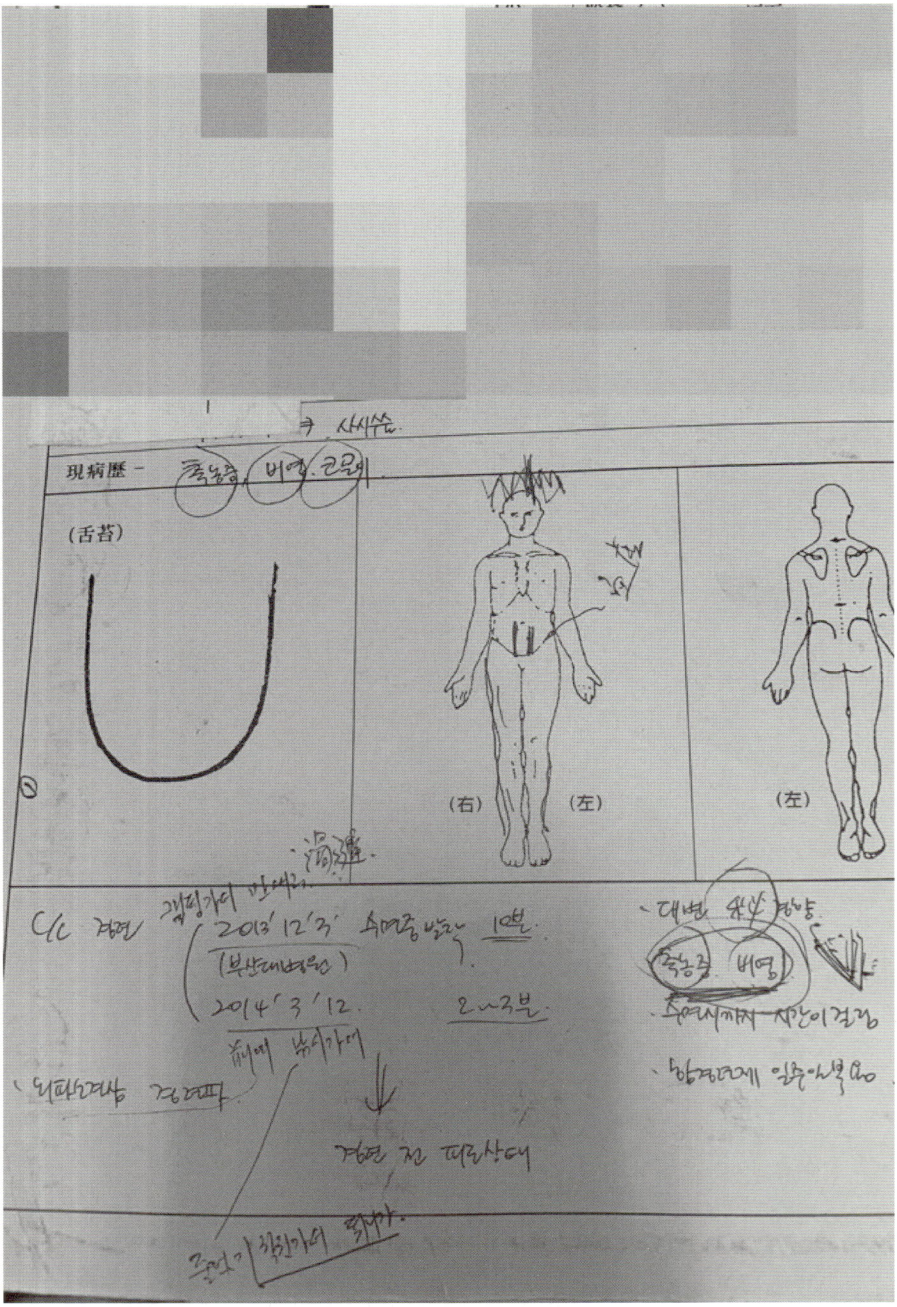
사시수술
現病歷 -
(舌苔)
(右)
(左)
(左)
C/C 경련
2013'12'3' 수면중 발작 1번
(부산대병원)
2014'3'12.
2~3분
경련 전 피곤상태

12/10 특별한증상 X
12/24 특별한 X

14
① 1/7 특별증상 X
1/21 특별증상 X
2/4 특별증상 X
2/18 특별한증상 +
3/4 목소리연습함 X
3/18 특별한 증상 X
4/1   〃
4/15 특별한증상 X
(12:25~) 특별증상 X
(12:40~) 특별증상 X
(11:45) 특별증상 X
(14:35~) 특별증상 X
(12:30) 특별한증상 X
(12:50~)
특별한 증상 X

특별한증상

8/26 (12:59~)
   특별한 증상 X
9/30 (10:45~)
   특별한 증상 X
10/14 (11:14~)
   특별한 증상 X
11/18 (10:40~) 특별한증상 X
12/2 (11:50~) 특별증상 X
12/9 H.C 감기증상 X
            이쁘게 잘크고
            너무사랑스러워용~
12/23 (11:40) 특별한 증상 X
           X 잘큰다구
           X 왕눈이

⑱ 1/5 H.0 - X.
1/16. H.C 별증상 X. 잘 지내고 있어요.
아랫송니 두 개 만 건덕건덕(뻐꾹니)
(치과 바쁘셔서 19일
아침점심은 죽 저녁은
정찬기 된장찌개 인절미었어요
아 직 두유 3개나 내려
한번에 먹어야하는데 괜찮을까
환정희.

2/3 (11:4~) 특별증상 X

2/명 H.C

도란이 최근살이 가끔 저먹고 있대요.
얼마여서 바닥에서 끄덕 놀이 둘 뿐이
잘크네 있어요. 꿈이 둘 더 나와요.

8. 박○○ (Chart. 뇌 -920)

뇌전증, 항경련제 복용하지 않고 내원 현재 경련 1년 이상 없이 지속 중, 심한 변비, 비염, 잦은 열감기, 발달장애(구음장애, 언어장애) 모두 함께 개선.
》 동영상 치료 후기에서 확인 가능.

첫 내원 시 당시 소견

2017년 6월
만 6세 / 男

가장 불편한 증상

뇌전증 (경련)

증상이 나타난 시기

2015년 12월 처음 시작.
구토, 늘어지고 멍해짐.

초진 소견 당시 현재 가지고 있는 병증에 대한 기록

2015년 12월 첫 경련.
2017년 3월 25일 머리 아프다고 하고 2분 정도 늘어지면서 경련.
2017년 6월 12일 눈동자 돌아가고 멍해지는 증상, 구토 증상(토하지는 않고 헛구역질) 5분 정도.

동반 증상

가끔 머리 아프다는 소리 자주 함.
변비가 심함(염소 똥, 변을 힘들게 쿔).
발달 지연 – 언어, 구음장애, 언어치료실 다니는 중.
소리에 특히 예민하고 잘 놀라는 편
열감기 자주 함. 비염. 지금도 훌쩍거리고 가래가 보임.
피부 건조, 입술 잘 트고 혈색 없는 편.

치료 내용

한약 복용 및 침구치료, TLP(청지각훈련) 병행.

치료 경과

(2017.07) 콧물 나왔는데 상비약 먹고 호전.
(2017.08~10) 특별한 증상 X.
(2017.10.21.) 얼굴 혈색 창백한 것 많이 좋아짐. <u>병원 내원 후 언어치료실, 발달센터 모두 중단했는데도 언어 표현력 매우 호전.</u>
(2017.12) 내원 후 첫 경련 어제저녁 6시쯤 왼쪽 눈이 돌아가면서 의식이 있는 상태에서 살짝 경련, 자락 후 회복을 빨리 함. 이전에는 경련 후 구토, 두통 동반했으나 이번에는 없었음.
(2017.12~2018.03) 특별 증상 X. 눈다래끼 생김.
(2018.03.03.) 어제저녁 젤리 급하게 먹고 체한 상태에서 경련, 자락 후 1~2분 안에 빨리 돌아옴.
(2018.03.31.) 표현력, 문장 구사력이 아주 많이 좋아짐.
(2018.05.19.) 수요일 오후에 경련 1회.
(2018.06.09.) 열 올랐는데 상비약, 한약 복용 후 금세 호전
(2018.08~11) 특별한 증상 X.
(2018.12) A형 독감. 경련은 없이 잘 지나감.
(2019.01~11) <u>특별 증상 X. 경련은 안 한 지 1년 6개월 됐음.</u>

No. 06612개(10배)

성모 아이 한의원
www.sungmoi.com

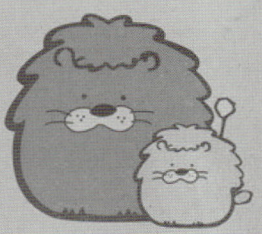

성 명		남 여 나이 6세 개월
주 소		
전 화		

소속기관	기호		피보험자	성명	
	명칭		수진자	성명	
피보험자 번호			1.피보험자		2.피부양자
주민등록 번호		앞자리만 기재			

해맑은 웃음을 가진 아이들의 수호천사가 있는 곳으로 모십니다.

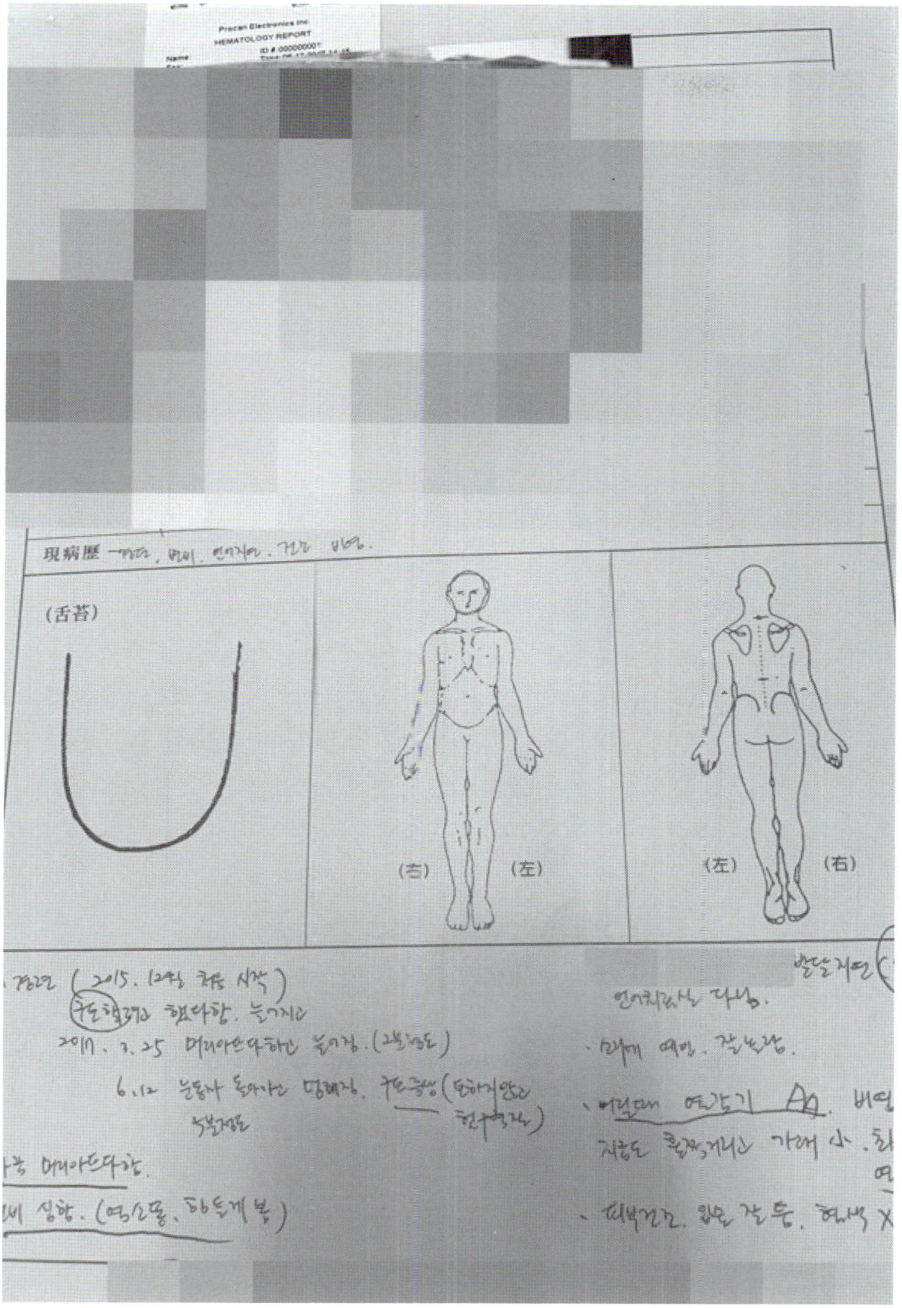

現病歷 →경추, 발이, 엉덩거리. 기간 변경.

(舌苔)

(右) (左)   (左) (右)

경추 (2015. 12월 처음 시작)
  구토하려고 했어함. 눈가짐
  2017. 1.25 머리얀아하고 뭐가강.(2분정도)
    6.12 눈동자 돌아가 멍해짐. 구토증상(머리가얂고
          5분정도   견갑거림)

  양 머리얀아드남.
  배 심함. (먹으물, 딱딱게 봄)

연가치료서 다님.
 · 외해 여민. 잘보감.
 · 얼굴에 여감기 AD 비염
   저항도 콜쩍거리는 가래소. 최
 · 때복거요. 앞을 잘 등. 척추X

태어났을 때 부터 허약하고 창백한편이었고 , 열감기도 자주 왔습니다
생후 100일 전 부터 처음 열이나서 입원을 한 것을 시작으로
1년에도 꼬박꼬박 2번3번씩은 열감기,독감 등으로 병원생활을 했습니다
그러던 (4살) 2015년 12월 어느날 저녁10시쯤.. 씻고 나와서는 아이가 한 두번정도
가만히 서서 구토하려는듯한 모습을 보였습니다. 한번은 이유없이 넘어지고..
그러다 엎드려서 가만히 있길래 아이를 안아보니 몸이 흐느적거리고 눈동자가
멍하였습니다. 처음하는 경련이라서 너무나도 놀라서 바로 응급실로 갔습니다
그때 열없이 하는 경련을 처음 알게 되었습니다
병원에서 뇌파검사,MRI 검사를 했고, 뇌파에서 경기파가 2,3회 보였습니다
뇌MRI 에서 군데군데 하얀백질도 여러 개 보였습니다.

그렇게 지내다 몇개월 후 다른 대학병원에서 다시 검사를 했습니다
다른 치료는 따로 하지않았습니다. MRI 검사시 처음보다 백질의 수가
전체적으로 줄었으나 아직 남아있었습니다.
언어가 많이 느린편이라 검사를 받으니 수용언어는 또래와 비슷했으나
발음도 많이 부정확했고 , 표현언어는 약 1년정도 느리다고 했습니다
아동발달센터를 2016년 4월 부터 다니기 시작했습니다

2017년 3월 오후5시쯤 두번째 경련
졸려해서 누워있는데 머리아프다고 하더니 눈동자가 왼쪽으로..
일으켜세우니 바로 구토하고. 또 병원가서 MRI, 뇌파검사 했습니다
뇌파에서 아주 미세하게 경기파가 보인다고 했습니다
약을 쓰자고 했는데,, 약들의 부작용때문에 원래도 발달이 느린아이인데
약을 쓰면 더 느려지는 않을까 해서 약을 쓰지않았습니다

2017년 6월 오후 7시쯤 세번째 경련 이후... 치료를 빨리 시작해야 할 것 같아서
가족들과 의논을 했고 부작용으로 발달이 더 지연될 것 같아서
항경련제를 쓰지않고 치료를 해보자로 했습니다
성모아이한의원을 예전부터 검색으로 찾아놓았었는데 바로 예약을 하고 방문했습니다
선생님께서는 허약체질에 위장기 약하고 혈색이 창백하다고 했습니다
피검사를 하니 빈혈 수준으로 나왔습니다
위에 좋지않은 음식들을 가려서 먹이고, 스트레스도 받지않도록 , 너무 피곤하지
않게 해야한다고 했습니다. 학습적인 부분도 다른아이들 보다 언어발달이 많이 느려서
아동발달센터 주2회,방문학습지도 하고 있었는데 , 몸이 따라주지 않으면
아무 소용이 없다는 말씀에 바로 학습지와 언어수업을 그만두었습니다.
그렇게 한약을 1년째 먹고있고. 1주일에 1번 방문하여 침치료를 받고
티브레인의 음악치료를 받고있습니다.

허약체질에 정말 목이 자주부어서 열감기가 자주 왔었는데 한의원 다닌 이후로
열감기는 딱1번 했습니다. 정말 지금까지 열이 한번도 안났습니다
물론 감기로 콧물이나 코막힘은 있었지만 그때도 한의원에서 호흡기용한약을
먹이면서 치료를 했고, 한약도 상비약이 있어서 포룡환,소청룡탕,형개연교탕 등을
항상 보관하고 있습니다.

예전에 너무 허약하고 창백하고 변이 너무 딱딱해서 다른한의원에서 약을 비싸게 구입하여 먹인적이 있었는데 일반한약으로 아이가 먹으려고 하지않아서 거의다 버리게 되었던 적이 있었습니다
그래서 사실 성모아이한의원에서도 아이가 약을 잘 먹지않아서 돈만 아깝게 버리는건 아닌가 걱정을 많이 했었는데 증류한약으로 물처럼 투명했고 맛도 거부감이 없어서 정말 물마시듯 쉽게 약을 먹일 수 있어서 좋았습니다.
한의원에 다닌 이후 경련은 지금까지 3번 했습니다

2017년 12월 저녁.속이 좀 답답하다고 했고 많이피곤해 했습니다
눈이 왼쪽으로 가있었는데 원장님 말씀처럼 사혈침으로 손가락 발가락을 따니까
눈이 빨리 돌아오는것을 느꼈습니다. 구토는 하지않았고 그대로 약하게 경련이 지나갔습니다.

2018년 3월 오후9시 .활동량이 많았고 위에 좋지않은 젤리를 먹었었습니다
머리가 아프다고 하더니 또 구역질을 했습니다.
곧 눈이 왼쪽으로 가고 멍하게 축 늘어지며 안색까지 창백해지고 몸이 뻣뻣해졌습니다
바로 사혈침으로 따고 주물러 주니까 1분도 되지않아 안색이 돌아왔습니다

2018년 5월 오후7시반.
씻고 나와서는 배가 아프다고하고 만지니 배가 꾸룩꾸룩 거렸고 방귀도 꼈습니다
곧 머리가 아프다고 했고 배가 계속 아프다고 하며 눈동자가 가끔 왼쪽으로 갔습니다
손가락을 따고 토하싶다고 해서 일으켜 세우니 토를 했고 힘없이 누워있었고
발가락도 따며 대화를 했는데 의식도 거의 계속 있었고 대답하고 고개도 흔들었습니다
그러다 잠들면서 경련이 쉽게 지나갔습니다

경련을 하고나서는 며칠간 포룡환을 함께먹이면서 하루3번 한약을 먹이고 있습니다
한약을 먹고나서부터 창백하던 안색이 정말많이 좋아졌고 아이가 많이 활발해졌습니다
예전에는 밖에서 신나게 놀아도 머리나 얼굴에 땀한방울 나지 않았었는데
요즘은 뛰어놀고 나면 코나 머리에서 땀이 많이 나고 얼굴도 붉어지고 있어서
그만큼 혈액순환이 잘 되고있다는 걸 느끼게 됩니다.
변비도 정말 많이 좋아졌습니다. 태어난 이후 거의 감기약 항생제 등을 달고 살다시피해서
아무리 좋은 유산균을 먹이고 해도 변이 항상 동글동글 딱딱했고 변 보는것도 엄청
힘들어 했었습니다. 지금은 제법 굵고 긴 모양의 변을 아주 수월하게 보고있습니다.

언어적인 부분도 1년전과 비교해보면 아주많이 좋아지는걸 느끼고 있습니다.

1년전에는 " 엄마 이거 머야?" " 치카 했어" "엄마 이거 안돼?" 등등 짧은 문장이나
쉬운 단어들만 가능했었는데
지금은 또래친구들이나 어른들과의 대화에서도 거의 불편함없이 대화가 가능합니다
어린이집에서 점심은 뭐 먹었냐고 물어보니 "밥, 국 , 김치, 콩나물, 고기 먹었어"
"엄마 오늘 간식은 떡이랑 우유야 " 맛있었겠다고 하니
"다음에는 엄마도 줄께~ 대신~! 와야돼~ " 라고 말합니다

이제는 무슨이야기든 길게 설명하며 이야기하려고 하고 가족들이나 지인들이
만나도 이제 무슨이야기 하는지 다 알아듣겠다고 하셔서 너무 좋습니다
아직 발음은 더 나아져야 하지만 눈에 띄게 좋아지는 모습들이 보이고 있습니다

그리고 2018.3월말 즈음.. 예전 검사시에 백질이 남아있었다는거 걱정이 되어
뇌파검사와 MRI 검사를 다시 했습니다.
그런데 뇌파검사에서 경기파가 전혀 없이 깨끗했습니다
MRI 상에도 백질이 전체적으로 좀 깨끗해졌고 예전보다 진하게 하얀부분이
흐려졌다고 했습니다. 일반 병원에서는 여전히 경련약을 써야한다고 했지간
저는 쓰지않겠다고 했습니다.

1년동안 먹은 위장독소제거 및 뇌혈액순환 한약을 먹고 침치료,음악치료이외에
다른 치료는 전혀 하지않았기 때문에 뇌파가 점점 깨끗해진것도,
뇌의 백질의 수가 줄고 흐려진 것도 모두 성모아이한의원에 다니면서 전체적으로
면역력도 높아지고 몸이 건강해져서 그런 것 같습니다
아직 치료가 끝나지 않았지만 앞으로도 결심히 치료받으면서 아이가 건강하게
자랄 수 있도록 노력할 것 입니다. 비슷한 증상으로 고민하시는 분들에게
조금이나마 도움이 되었으면 좋겠습니다.

2018년 6월 9일

엄마

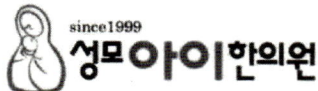

본 치료후기는 아래 아동의 보호자인 본인이 직접 작성 한 글이며, 아래 아동의 사진과 치료후기는 성모아이한의원 관련 온,오프라인에서 사용되어짐에 동의합니다.(인쇄물-출판,블로그,홈페이지 등에 사용됨)

자녀 성명 :

보호자 성명 :

작성일 : 2018년 6월 7일

※ 자필 치료 후기 이후로 경련 1년 6개월 재발하지 않고 안정적으로 유지 중

9. 이○○ (Chart. 뇌 -331)

뇌전증, 수면 중 잦은 경련, 항경련제 복용하지 않고 내원 후 현재 1년 4개월 동안 경련 X, 혈색 없고, 소화장애, 아주 마른 체형에서 현재 체중 평균 이상, 혈색, 성장 속도 매우 빠른 속도로 함께 호전.

첫 내원 시 당시 소견

2016년 3월
만 8세 / 男

가장 불편한 증상

뇌전증 (경련)

증상이 나타난 시기

2016년 2월 27일 자다가 경련.
2016년 3월 21일 밤 1C시경 경련.

초진 소견 당시 현재 가지고 있는 병증에 대한 기록

수면 중 경련.
경련 이후로 잘 때 움찔거림이 매우 심해짐.
EEG(뇌파검사)상 경련파-, 이상뇌피 소견.

동반 증상

예민하고, 겁이 많은 편.
비염, 주로 코 막힘 증상 유지. 코가 잘 막히고 지금도 코 막힘 있음.
잘 먹는 편은 아님. 키에 비해 체중, 지방량 부족.
코 때문에 숙면이 어려움.
손발이 찬 편.
다크서클 심하고, 혈색이 없음.

치료 내용

한약 복용 및 주 1회 침구치료 병행.

치료 경과

(2016.04.03.) 특별한 것 X.
(2016.04.16.) 지난주 병원 내원 후 수면 중 경련.
(2016.04.30.) 월요일 밤 자다가 경련. 소화불량, 체기 있었음. 그 외 특별한 것 X.
(2016.05.14.) 매번 잠들고 20~25분 사이 경련, 증상은 비슷. 특히 피곤했던 것 같음.
(2016.07.02.) 일요일 내원 후 경련. 사혈 후 컨디션 빠르게 돌아옴.
(2016.08.12.) 8월 6일 내원 후 수면 중 경련.
(2016.08~11) 특별한 증상 X.
(2016.11.05.) 자면서 경련 1회.
(2016.11.19.) 14일에 자면서 경련 1회.
(2016.12.03.) 11월 28일에 자면서 경련 1회.
(2016.12.17.) 2회 수면 중 경련.
(2017.01.07.) 수면 중 경련, 자락 후 5분 안에 의식 다 돌아옴.
(2017.01.14.) 지난주 일요일 경련 1회.
(2017.01.21.) 15일, 17일 자면서 경련.

(2017.02.25.) 화요일 잘 때 수면 중 경련, 자락 후 4분 안에 들아옴.
(2017.04.15.) 수면 중 경련.
(2017.05.27.) 수면 중 경련, 자른 후 5분 안에 돌아옴.
(2017.06.03.) 수면 중 경련, 양상 비슷.
(2017.06.24.) 11일 수면 중 경련, 자락 후 회복.
(2017.07.13.) 수면 중 경련, 자른 후 괜찮아짐.
(2017.08) 8월에 3회 경련.
(2017.09) 9월 1회 수면 중 경련, 자락 후 금방 돌아옴.
(2017.10.21.) 11일 수면 중 경련
(2017.11.04.) 23일 수면 중 경련.
(2017.11.25.) 경련 자락 후 5분 내 깨어남.
(2017.12.16.) 11월 28일 저녁에 경련 1번.
(2018.01.06.) 1월 3일 수면 중 경련, 사혈 후 돌아옴.
(2018.01~2019.11) 은 2년간 경련 X.

진료 후기

○○이의 경우, 수면 중 잦은 경련이 있었지만 항경련제를 복용하지 않은 상태로 내원하였습니다. 첫 내원 당시 굉장히 마른 체형, 혈색이 좋지 않고 다크서클이 아주 심한 상태였고, 손발이 차고 식사량이 많지 않은 소화기가 매우 허약한 체질이었습니다. 첫 내원 당시 BMI(체질량지수) 검사상에서도 체중이 또래 100명 중 뒤에서 2번째로 나타났지만, 현재는 100명 중 앞에서 10명 안에 들 정도로 소화기능의 많은 체질 개선이 이루어졌습니다.

주로 수면 중 경련이 나타나기 전 체한 증상이 있거나 피로한 원인이 있었으며, 치료 경과 약 1년 이상은 주기적으로 수면 중 경련이 유지되었지만 2018년 1월을 기준으로 약 2년간 경련이 없는 상태를 유지 중이며, 또래에 비해 매우 건장한 체격과 키 대비 근육, 지방량이 평균 이상으로 증가했으며 혈색이 매우 좋아지고, 비염으로 항생제, 항히스타민제, 소염진통제를 3년간 복용하지 않고 면역기능이 개선되었습니다. 앞으로의 치료 경과상에도 경련이 재발할 가능성은 거의 없어 보이며, 향후 치료에도 큰 무리가 없을 것으로 사료됩니다.

0. 06 5915(101p8)

성모 아이 한의원

www.sungmoi.com

성 명		(남)·여	나이	(1개m) ⑧ ①세.개월
주 소				
전 화				
추천인				

소속기관	기호		피보험자	성명
	명칭		수진자	성명
피보험자 번호		1.피보험자 2.피부양자		
주민등록 번호	- 앞자리만 기재			

해맑은 웃음을 가진 아이들의 수호천사가 있는 곳으로 모십니다.

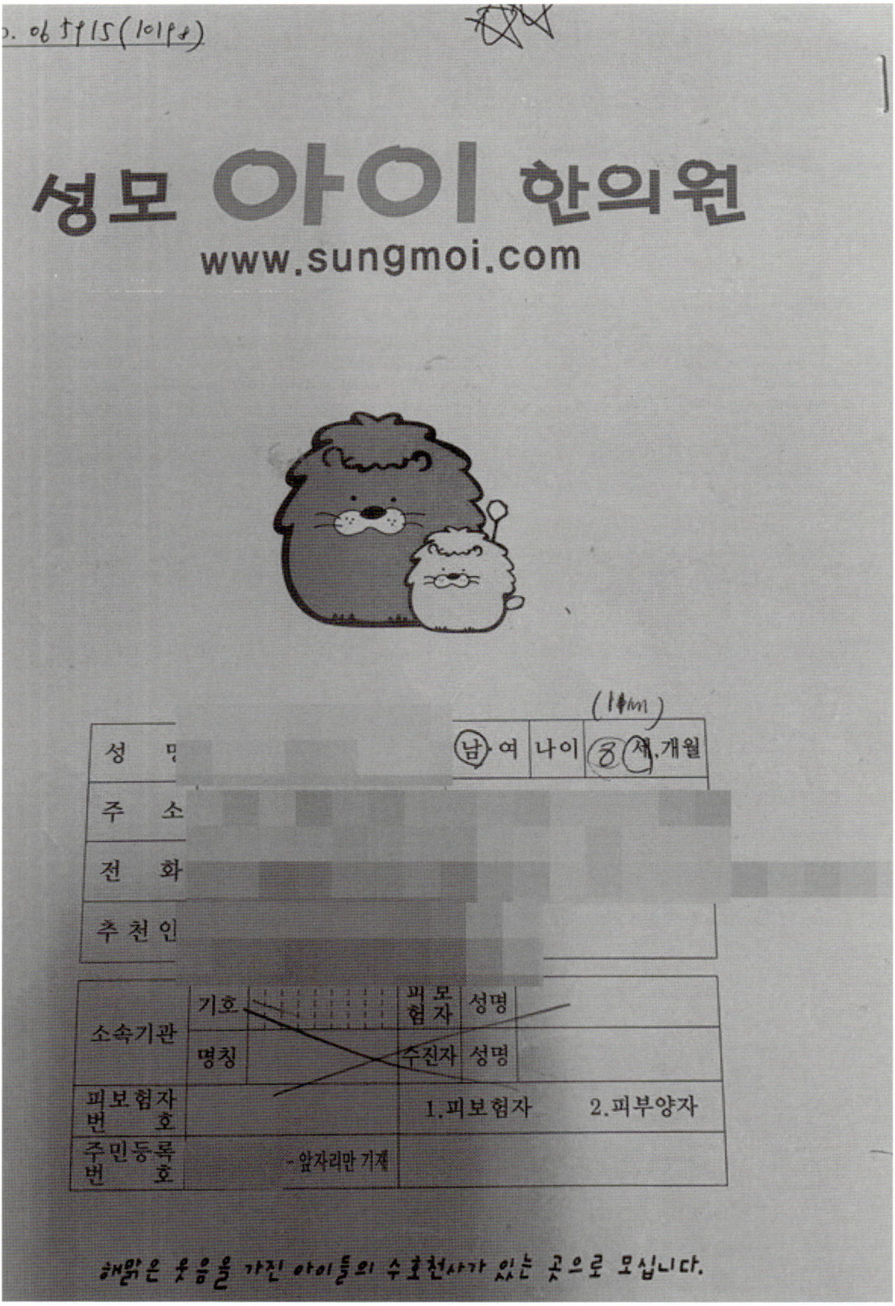

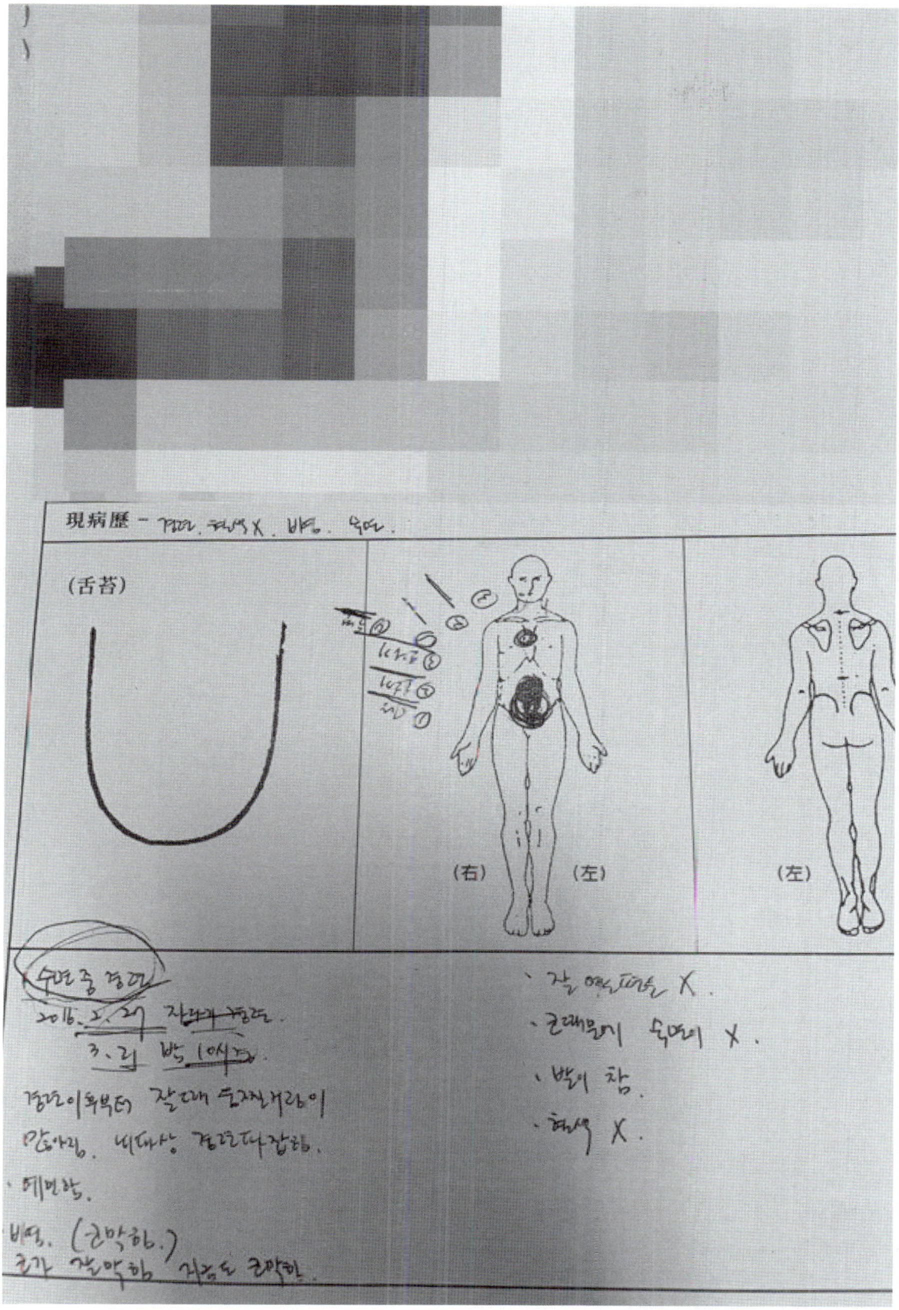

現病歷 - 경련. 해열X. 변비. 속쓰.
(舌苔)
(右)
(左)
(左)
수면 중 경련
2016. 2. 27 잠자다 경련.
3. 21 밤 10시경.
경련이후부터 잘때 몸저리는게 많아짐. 비대상 경련다잡함.
· 예민함.
· 변비. (곤란함.)
크가 잘막함 자주도 곤란함.
· 잠 애씀 X.
· 글래문에 속머리 X.
· 발이 참.
· 해열 X.

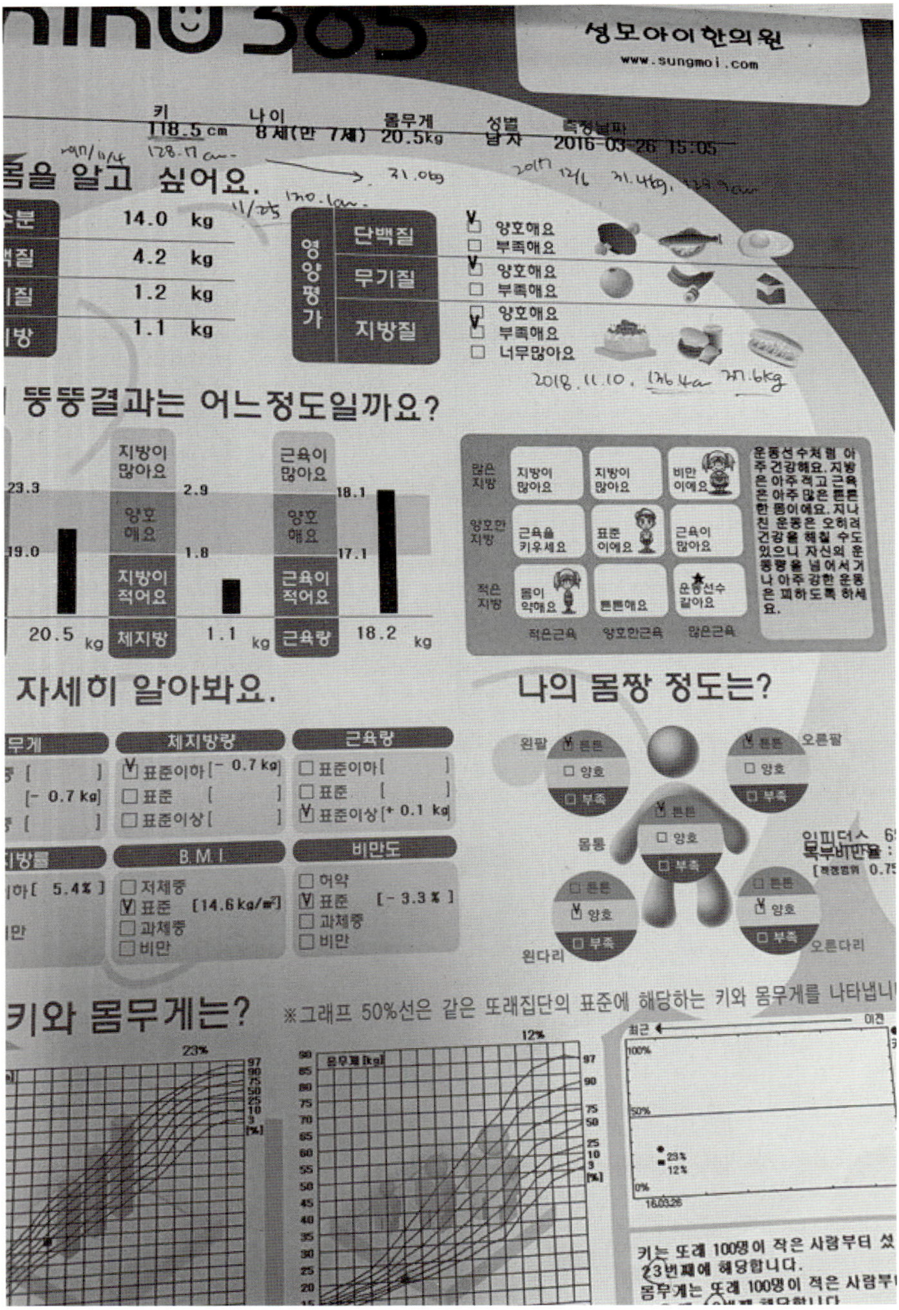

(17) 11/25 (16:00~)
11/11 경련함. 저녁 후 첫 내
깨어남.

12/4 H.C 균형을 잡아서 이동개수차 변한다하나

12/16 (15:43~)
11/28 저녁까지 1번함. (자다가)
저녁수 들어옴.

12/22 H.C 이번주 컴퓨터다 깨움
문제라고 다음주 내원하라하네요
약은 중간에 한알씩 저녁
복용하다 아침 남아있어서

2016. 7. 26 (처녀방)
118.9cm 20.5kg
2017. 11. 4
128.7cm 31.0kg
2017. 12. 6
129.9cm 31.4kg
2018. 11. 10
136.4cm 44.6cm

1/6 (16:00~)
1/3 스프이 5여줌 줌은, 4시후 들어옴

1/20 특별한 증상 X

1/27 (16:06)
특. 이번주. 경련 잘 조절되었어요.

1/ H.C
다행이 5에데 경련 X
아직까지 경련장애없었대요.
감기장애 동기 대변통어여
열 나려갔대양.
야침약은 대개 증규모 가능한지
역화했.

2/3 (16:20~)
특별증상 X

3/17 (16:00~)
특별한 증상 X

3/31 (16:10)
특별증상 X
경련을 조절

4/14 (16:05~)
x특별증상

4/28 (15:57)
특별한 경상 X

5/12 (16:00)
경련증상 1번
없었음.
사라져되 있음.

5/31 경련 X
특별한것

6/2 (16:14)
특별한

6/23 (15:4
특별

7/7 (15
특별한것

경련× 특별한 증상×
근증상은 호흡기약 먹고 좀 나아졌다가
먼지 때문에 따갑기 좀 인후아리고 반복인것 같다함.
흡입약은 아직 남아있어서 분체방안 하신다하심.

지아 ↓
　　 //
　아랫눅만 청음기로 별특 없거 울어함

1다 HC.
특별증상× 강제도 괜찮았어해함.
내일 내원예정

4/6 (12740)
　　 //

4/27 (11.과원)
　특별증상×

10. 강○○ (Chart. 뇌 -882)

뇌전증. 첫 내원 후 일주일 후 경련 1회 후 2년간 경련 없이 완치. 뇌파상 이상소견 보였지만 항경련지 복용하지 않고 내원하여 예후가 좋은 치료 사례.

첫 내원 시 당시 소견

2016년 12월
만 14세 / 男

가장 불편한 증상

뇌전증 (경련)

증상이 나타난 시기

2016년 11월 27일 첫 발병.
뇌파상 이상소견, 항경련제 복용은 하지 않고 내원.

초진 소견 당시 현재 가지고 있는 병증에 대한 기록

2016년 11월 27일 첫 발병, 차 타고 집 오는 중 침 흘리면서 쓰러짐.
2016년 12월 28일 아침 10시경 농구하다가 거품 물고 쓰러짐.

EEG(뇌파검사)상 경련파-, 이상소견. MRI 검사는 이상은 X.
약간의 틱 증상. 초등학교 때 살짝살짝 증상은 바뀌면서 현재는 괜찮음.

동반 증상

식사는 소량씩, 여러 번 먹는 편. 식사량 평균 정도.
소화능력은 괜찮은 편.
평소에 겁이 많고, 내성적인 성격
숙면도 잘 됨.
수족냉증 있음.

치료 내용

한약 복용 및 주 1~2회 침구치료 병행.

치료 경과

(2017.01.04.) 일어나서 잠꼬대함, 약 복용 후 음식을 자주 찾는 듯.
(2017.01.11.) 월요일 새벽 2시쯤 경련, 팔다리 뻗치고 떨림. 거품 약간. 눈 위로 치켜뜨는 형태. 최근 컴퓨터 게임을 많이 했음.
(2017.02~03) 특별 증상 X.
(2017.03.01.) 잠꼬대 많이 좋아짐. 어제저녁에 잠깐 한마디하고 지나갔음.
(2017.03~2018.02) 경련 증상 없고, 매우 잘 지냄.
(2018.06.29.) 경련 없었음. 잘 지내는 중.
(2019.05.10.) 치료 후 키 많이 성장. 고등학생이라 항상 기운 부족할 때 한약 복용으로 버티는 중. 경련은 2년 이상 없이 안정적으로 잘 지내는 중.

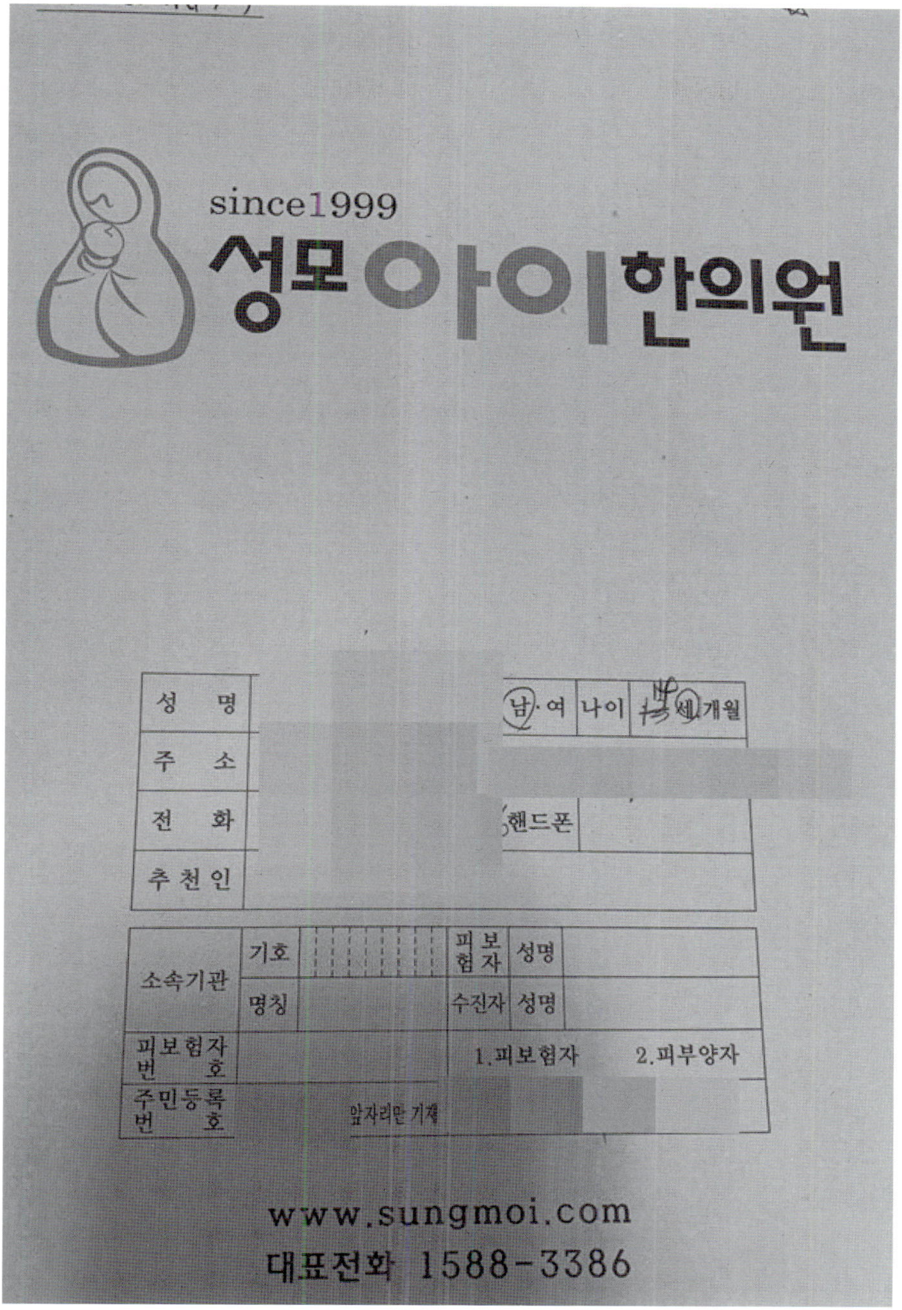

since1999

성모아이한의원

성 명		남·여	나이	세 개월
주 소				
전 화		핸드폰		
추 천 인				

소속기관	기호		피보험자	성명	
	명칭		수진자	성명	
피보험자 번호			1.피보험자	2.피부양자	
주민등록 번호	앞자리만 기재				

www.sungmoi.com

대표전화 1588-3386

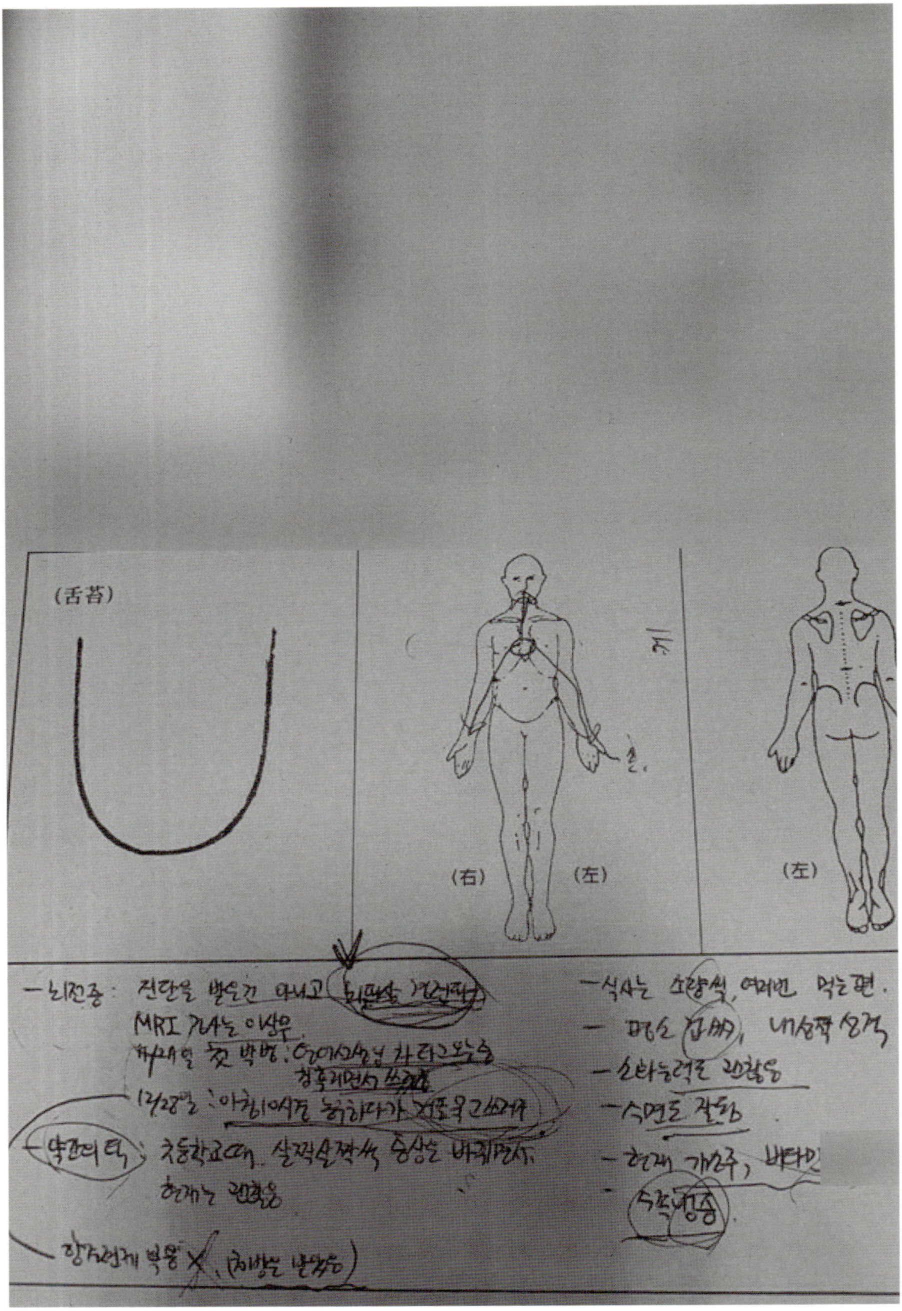

112 뇌전증 완치 실제 사례

1/11
원모 새벽 2시쯤 걸려 n병치 ㅇㅇ한 다리
가슴 약간 눈 위로 치켜듬.
최근 경무여개월 많이 헝크다함.

1/18 장련대로 지속한다.

1/25 이번에도 편한자다함.

2/1
특변한 증상X

2/8 한마리복(?) 양볼 꾹 주고 쓰다듬을 올나름.

2/15 특변한증상X

2/22 특변증상 X

치 이직 크기까지 중여있음.
장련대 많이 좋아편다함.
인슐린가 어제 저녁에 지각
재벽 청소아가도 대시 잤다함.
오늘 처방은 아직 남아있어 다음주쯤
자율여경이와하심.

3/8 특변증상X

3/15 특변한 증상X

3/22 특변한 증상X

3/29 특별증상X

4/5 특변한 증상X

4/19(4:25)
특변한 증상X

5/10 (5:20)
특변한증상X

5/17 (5:00)
특별반한증X

경련없음X   바나뚱뚱함

11/14 H.C
경련 빈번도 많이 잘 지내려함.

⑱ 2/28 (16:29~)
경련증상 호전까지
보박식으로 대비 (23)

6/29 H.C
경련증상 없이 잘 지내고 있대함

9/21 H.C X

⑲
특별증상X (경련X)
컨디션도 양호시다.
한약도 깜아서 단약 계속 (2번
재풍들다 장력대변.

5/1 오C한약 특문하고 키면이크
근통통상이가 창말 걱정
애마 한약 복용후 2기
병요(게1국)
아빠는 소개로와하세요

11. 김○○ (Chart. 뇌 -708)

난치성 뇌전증(영아연축, 신생아 강직성 뇌병증) 진단, 치료 후 2년 이상 경련 없이 발달 상태 많이 호전. 항경련제 일주일 복용 후 동공이 풀리고 발달 지연, 한약치료 후 경련, 발달 모두 급속도로 개선된 치료 사례.
》 치료 후기 포함.

첫 내원 시 당시 소견

2015년 3월
출생 후 3개월 / 男

가장 불편한 증상

경련 (난치성 뇌전증, 영아연축, 신생아 강직성 뇌병증)

증상이 나타난 시기

2주 전부터 경련 증상 나타남.
항경련제 약 일주일간 복용.

초진 소견 당시 현재 가지고 있는 병증에 대한 기록

처음에는 팔다리 강직되고 눈 돌아가고 입술을 파르르 떨었음.
광주기독교병원에 2주 입원 후 어제 퇴원.
(Dx. 신생아 간질성 뇌병증. 영아연축)

동반 증상

조금 예민함. 조금 놀라기도 함.
더우면 땀 多.
손발 차다 함.

치료 내용

한약 복용 및 주 3~4회 침구치료 병행.

치료 경과

(2015.03) 자다가 깨면 경련 있음. 자다가 깰 때 연속적 기침.
(2015.04) 3~4시간으로 경련. 심할 땐 1시간 간격으로 3회(10분 이상): 강직 되고 눈 치켜뜸. 입술 파르르 떨림. 열감기 증상 없음.
(2015.06.10.) 경련은 컨디션 따라 다른데 어제는 심했음. 그렁그렁, 기침했음. 잠은 잘 잤고 먹는 것도 잘 먹는다 함. 경련 증상 있으나, 시간 단축됨.
(2015.07.22.) 목에 흠이 점점 생긴다 함. 뒤집으려고 하고 목도 반대로 가누기도 함.
(2015.08.26.) 경련 여전함. 팔 뻗고 다리 강직. 잠은 잘 잠.
(2015.09.23.) 가끔 두통으로 욺. 경련 없음. CT, MRI, 뇌파검사상 이상 없음. 신촌세브란스 입원하였으나 치료는 안 받음.
(2015.09.25.) 잠 잘 자고 표정 생기고, 잘 웃음. 목 가누는 힘 조금 더 생김.
(2015.10.14.) 심할 때 소리 지르며 경련(2~3회 정도). 다음 처방 바뀜(경련/심장 쪽 더 안정되게).
(2015.10.21.) 목요일부터 경련 줄어듦. 아침에 머리 아픈지 많이 운다 함.
(2015.10.24.) 아침에 많이 우는 것 덜함. 경련 없음.
(2015.12.02.) 5일 전부터 옹알이 비슷한 소리 냄.
(2016.03) 기침, 콧물 약간. 뒤집기 시도함.
(2016.05) 최근 경련 계속 없었음.

(2017.05) 재활치료도 같이 병행하면서 다니고 있다 함. 뒤집기 조금씩 가능해졌다 함. 앉아서 놀기 가능해졌고, 팔은 아직 좀 어려워한다 함. 연축 증상은 전혀 없다 함.

(2018.06.29.) 중간에 감기 증상이 있었어도 약하게 하고 **상비약 먹고 금방 호전. 여기에서 치료하고 난 후 아직까지 경기는 없다 함.** 크게 아팠던 적도 없고 면역이 많이 생긴 것 같다 함. 걷지는 못하지만, 양손 쓰려 하고 잘 논다 함.

(2018.11.16.) 건강하고 감기도 괜찮고, **많이 건강해짐.** 2년 이상 **경련도 계속 없었음.** 발달 많이 따라가고 있고, **먹는 것도 너무 잘 먹고 자는 것도 잘 잔다 함.**

진 단 서

환자의 성명			
환자의 주소			
병 명 [ ] 임상적 추정 [ ] 최종진단	난치성 간질을 동반하지 않은 긴장-간대성 비특이성 간질발작	국제질병분류번호	G403
발병일	년 월 일	진단일	2015년 03월 16일
치료소견	상기 환아 상기 진단명으로 인하여 2015년 3월 4일부터 2015년 3월 16일까지 본원 입원 치료하였습니다.		
비고			

진 료 의 뢰 서

연번호	
수진자성명	
수진자주소	
상병명	난치성 간질을 동반하지 않은 긴장-간대성 비특이성 간질발작
진료 기간	2015 년 03 월 16 일 - 2015 년 03 월 16 일　진료 구분　☑ 입원　☐ 외래
환자상태 및 진료의견 (검사의견)	2mo 환아로 seizure 3d 지속되는 양상(하루 5~6 회 정도 2~3분가량 양팔 extension 및 양다리 flexion 양상)으로 내원한 환아로 EIEE 진단하에 phenobarbital IV 유지하며 seizure 양상 호전되었던 자입니다. 이후 PB po로 교체하며 경과 보던중 하루 1~2회정도 잠들 무렵 4~5초간 연달아 양팔다리 flextion, Extension 되는 모습 보이며 Infantile spasm으로 이행되는 모습 보여 vigabatrin add 하였습니다. 추후 경과 보며 외래 F/U 하기로 하던중 귀원 진료 원하오니 고진선처 부탁드립니다. MRI n-s. EEG : abnormal due to intetmittent Lt. temporo-occipital S/Ws and generalaized irregular short S/W bursts 소견 없었던 환아입니다. 이후 일주일후에 F/U 한 EEG 비슷한 양상, Brain MRI: Nr. 대사이상검사지 동봉합니다.
의뢰병원명	희망진료과

3/20 (14:00~)
고양력, 재채기 심함

3/24 (10:4~)

3/25 (14:00~)
자다가 깨면 경련깨 있음.
자다가 깜짝 기침하면 연속적 기침.
가래끼어있는 느낌. 잠은 잘 잠.

3/27 (14:00~)
그르그렁, 숨쉬기 힘들어 보임.
오르길이 경련 (강직x 입을 따르르)

4/1 (14:00~)
경련했음. 격함.
(어제_오늘) 장판→경련으로.
자다가 놀라서 깸.
포돌탕, 누으려중
기침은 괜찮아짐. 새벽~아침엔 잠X.
3-4시간 간격으로 경련. (잔떨)

4/3 (15:30~)
어제 저녁 한시간 간격으로 3번 (10분0양)
열. 감기X

4/4 (14:15~)
온 바닥을 모든 도중 경련.
(눈 안쪽교 눈치거트로 입 피르르떨고
손 경직)
어제 (3시간 간격으로 깨서 경련.
새벽.

4/6
증상이 없을땐 잘자는데 경련일을때
잘 못잠. 그때 전면고개도 잘 안다 함.

4/8 (15:3~)
회복은 처음보다 조기들. (경직, 덜함)
잠은 잘 잠.

4/10 (14:50~)
늘 아침에 몸에 전기가 찌릿 하듯이 놀람.
오는 도중에도 경련.
경련만지면 찌릿하다 함. 잠 못잠.
격2 구토함. (어제부터 미움격많음.

4/11 (14:1?~)
어제보다도 더 화낸데 저기는 느낌으로
여겨함.

4/15 (14:57~)
붕어멍은때마다 증상 나타남.

4/17 (14:56~)
    감각감

4/10 (14:1c~)

4/22 (14:00~)
경련자체 없음, 잠은 잘 잤음.
(7~8시점도) 빈도↑ 강도↓
경직↓ 경련이 잦다함.
심할땐 격련 + 격직.

4/25 (12:40~)
음압 치어에 게임할 수 있.

5/2 (12:00~)
밤에 전에 불안해 함.
컨디션 안 좋을때 깜짝 놀래는 것 심.
가끔 가다가 눈이 커지면서 놀람

5/9 (11:15~)

5/16 (11:00~)

5/20 (15:00~)
밤에 불안해 함. 잠은 잘 못잠.
경련횟수↓ 덜함.

5/23
어제 밤에 잘 잤음.
아주 목 못가도 그전보다 힘
생정은 놀라도 잘 다른 느끼

5/27 (14:00~)

6/3 (14:30~)
밤에 길이 못자

독변한 증상 없음.
12/10 - 특변한 증상 X
12/12 (14:15 ~) 특변한 증상 X.
가끔 깨워봄.
12/16 (14~18~)
 특변한 증상 X.
12/19 특별한 증상 없었음.
12/23 특별한 증상 X
12/26 특별한증상 못하는
1/30 (14:13 ~)
 특별한 증상 X.

특별한 증상 X
특별한 증상 X.
특별한 증상 없음 (12:34~)
그제부터 이틀 연속으로 심하게 깨워봄.
특별한증상 X
특별한 증상 X.
특별한증상X

(4:1~)
특별한 증상 X.

특별한증상 X
특별한 증상 X
특별한 증상 X

재채기. 24 엎드려X
오까 봉규 깨워냄. 재워냄.

2/17
2/20 영이나 가현애간. 초음X
2/24 특별한건 없는데 기차 같은함.
 엎음 X.
2/27 목에가래약간, 그리고걱정.
3/2 특별한 증상X
3/5 특별한 증상X
3/9 특별한건X
3/16 특별한건X.
3/19 기침 코과 조금남.(살짝 훌쩍거림)
 약간함 (약간)
3/23 특별한 것X
3/26 (12:00 ~)
 특별한 증상 X. 뒤집으려고 시도함.

3/30
 코가 막히고 잔기침 약간.
 이외 특별한건X

4/2 특별한것 X.
4/6 특별한것X
4/9 특별한것X
4/20
 경련은 계속 없었다함.
 특별한 것 X

성모아이한의원

본 치료후기는 아래 아동의 보호자가 본인이 직접 작성 한 글이며,
아래 아동의 사진과 치료후기는 성모아이한의원 관련 온.오프라인에서
사용되어짐에 동의합니다.

자녀 성명:

보호자 성명: (인)

작성일: 2015년 7월 19일

―은 2014년 12월 정오로서 별다른 문제이 없이 출생하였으나

생후 2개월부터 영아연축이라는 병명으로 경기가 발병하여 대학병원에

입원하였으며 약물치료과정에서 외면 상황은 몸공이 풀리고 잠에 취해

생생적인 정론은 지두곤 수 없이 본이 흔전되더라도 지계가 몸에 안 좋은거라

판단으로 친척과 지인 도움으로 성모아이한의원을 알게 되었으며 침과

한방 약으로 치료를 시작한다. 발병 초기에 하루 발작은 12회 에서 15회

가량이었고 지속시간 8분에서 ~ 15분 가량되었으며 발작증상시 손발을 뒤로

튼 일들이 허다했습니다. 눈도도 본 것은 응시하였으며 굉장이 스스로가 힘들어

하였습니다. 현재 3.0개월째 성모아이한의원에서 한약과 침을 통하여 치료해

본 바 경기는 하루 2회에서 ~ 5회 정도로 호전되었으며 시간은 2분에서

5분으로 줄어들었습니다. 눈이 눈빛이 정상으로 돌아왔으며 상황이 계속

호전되는 것을 본으로 확언 하였습니다. 박사님을 만난 것은 저희들의

행운이라는 것을 느꼈으며 앞으로도 완치될 때까지 계속 맡길 것입니다.

12. 김○○ (뇌 -665)

영아연축, 3년간 항경련제 복용으로 인한 발달장애, 내원 후 6년간 경련 없는 상태 유지 중.

첫 내원 시 당시 소견

2015년 3월
4세 / 女

가장 불편한 증상

영아연축, 항경련제(사브○ 3년간 복용으로 발달장애)

증상이 나타난 시기

생후 6개월 경련으로 영아연축 확진.

초진 소견 당시 현재 가지고 있는 병증에 대한 기록

항경련제 복용 이후 경련은 따로 X.
MRI – 정상.
항경련제 용량 줄이는 시도 중.
사회성 떨어짐 – 또래 아이들과 어울리지 못함.
K–DST(한국 영유아 발달선별검사) 42~47개월.
인지, 사회, 언어능력 떨어짐.

동반 증상

입면 전 뒤척임. 잠자는 시간이 늦은 편.
겁이 많고 자다가도 엄마가 있는지 다시 확인함.
잦은 감기, 2주 전 중이염, 올 초 열감기로 입원했었음.
현재 감기 증상 없음.

치료 내용

한약 복용 및 주 3~4회 침구치로 병행.

치료 경과

(2014.12) 내원 이후 사브ㅇ 복용 중단. 경련은 없음.
(2015.01.05.) 경련은 없었으나 여전히 입면시간 오래 걸림. 감기 증상 2번 정도 있었으나 심하진 않았음.
(2015.02) 경련 X. 중이염 앓았음. 잠을 깊이 못 잔다 함.
(2015.04) 경련 X. 언어 많이 늘었음. 유치원에서도 적극적으로 또래와 잘 어울림.
(2015.04.04.) 경련 X. 언어 많이 늘었고 유치원에서도 아이들이랑 잘 어울림.
(2015.06.19.) 경련 없이 잘 지내고 있음.
(2015.07.27.) 경련 없는 상태로 계속 유지 중. 잠 잘 잠.
(2018.12.21.) **첫 내원 이후부터 항경련제 모두 중단 후 5년간 지금까지 경련 증상 없이 잘 지내는 중.** 그동안 항경련제도 모두 중단, 크게 잔병치레 없이 잘 지내고 있음.

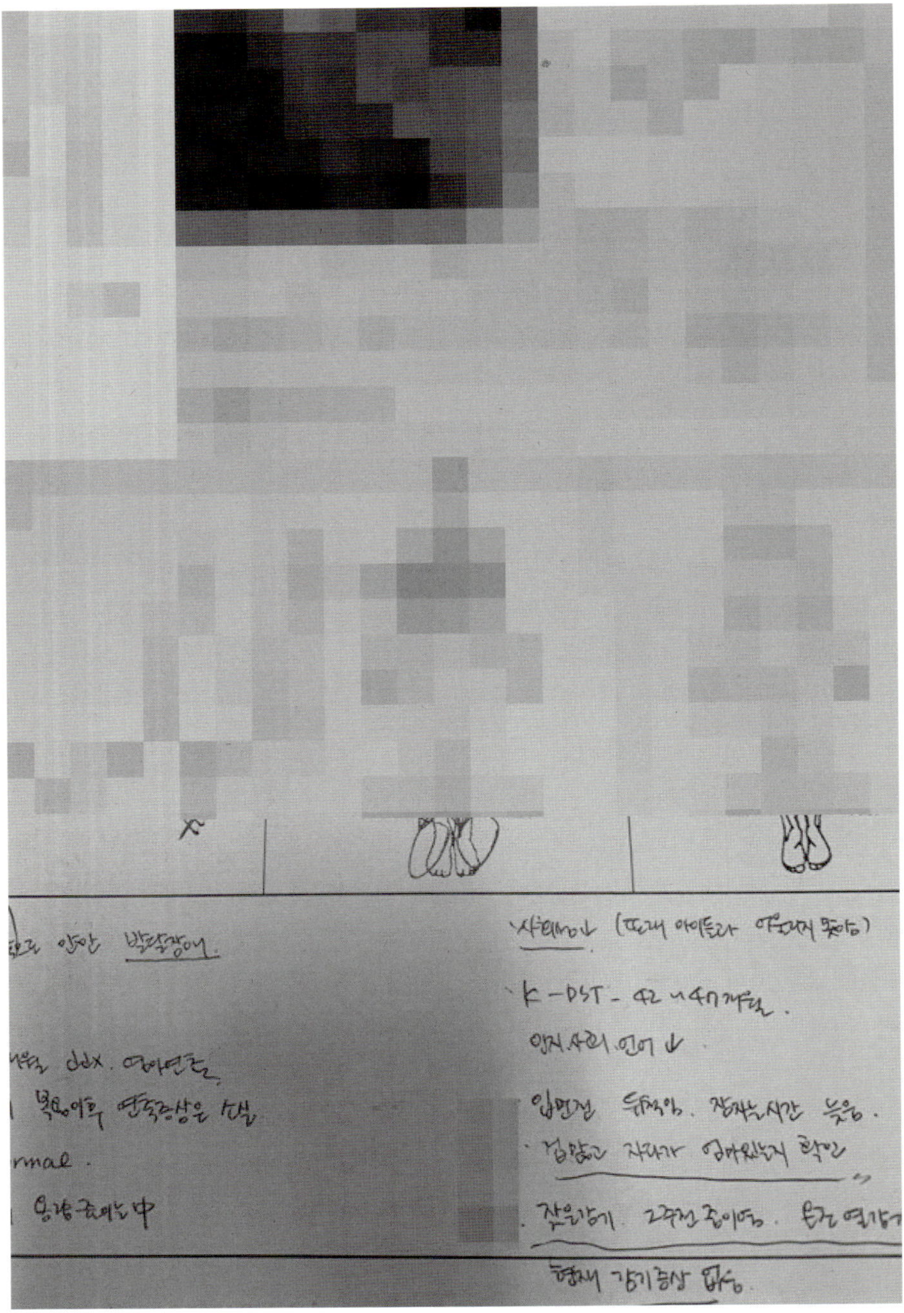

13. 이○○ (뇌 -1006)

영아뇌전증. 케○라, 트리○탈 항경련제 2가지 종류 복용 후에도 지속되는 경련, 치료 3개월 만에 항경련제 모두 중단, 1년간 경련 없이 매우 빠른 속도로 정상 발달 중인 치료 사례.

첫 내원 시 당시 소견

2018년 8월 11일
4개월 / 女

가장 불편한 증상

경련 (뇌전증)

증상이 나타난 시기

2018년 7월 23일 동공 풀리고, 숨 안 쉬며 얼굴 파래짐(청색증 동반).

초진 소견 당시 현재 가지고 있는 병증에 대한 기록

친정 다녀오는 길에 경련 3회 연속, MRI, EEG 검사상 이상 X, 다음 날 경련 1회.
케○라는 2주 전부터 복용, 트리○탈은 2일 전부터 복용.
트리○탈 복용 후부터 닿이 쳐지고, 소화기능 ↓, 첫날에 분수 토 2回.
경련 양상 자체는 줄어들고 있음(1~2분 내외에서 끝남).

동반 증상

보통 자다가 깨면서 경련하는 형태.
조금 깜짝깜짝 놀라는 편, 숙면은 잘 됨.
변을 자주 누는 편, 하루에 4번 정도.
먹는 건 잘 먹는데 소화기능 ↓.
미열 있는 편.

치료 내용

한약 복용 및 주 2~3회 침구치료 병행.

치료 경과

(2018.08.13.~2018.08.25.) 특별한 증상 X.
(2018.08.27.) 어제 낮에 경련. 앞전과 다른 증상으로 나타남. 심하진 않음. 자락 후 의식 바로 돌아옴, 자다 깬 상태에서 강직된 형태.
(2018.09.05.~ 2019.06) 경련 증상 X, 항경련제 줄이고 난 후부터 오히려 더 활발해지고, 눈빛 개선, 성장 발달 빠르게 진행되고 있음.

날짜	항경련제 복용 추이
2018.07.28.	케ㅇ라 0.5 → 1.0 → 1.5mg (2주 만에 늚) 트리ㅇ탈은 3번 복용하고 안 먹임
2018.08.11.(첫 내원)	케ㅇ라(아침, 저녁 1.5cc씩), 트리ㅇ탈(아침, 저녁 5cc씩)
2018.08.20.	케ㅇ라 1.4 →1.3mg 줄임
2018.08.27.	케ㅇ라 1.3 →1.2mg 줄임
2018.09.01.	케ㅇ라 1.2 →1.1mg 줄임
2018.09.07.	케ㅇ라 1.1 →1.0mg 줄임
2018.09.15.	케ㅇ라 1.0 →0.9mg 줄임
2018.09.19.	케ㅇ라 0.9 →0.8mg 줄임
2018.10.01.	케ㅇ라 0.8 →0.5mg 줄임

2018.10.10.	케○라 0.5 → 0.3mg 줄임	
2018.11.05.	케○라 0.3 → 0.2mg 줄임	
2018.11.30.	케○라 0.2 → 0.5~0.1mg 줄임	
2019.01.08.	케○라 0.1mg도 복용 안 하는 중, 항경련제 중단	
2019.05.	경련 ×, 정상적으로 발달 중	

진료 후기

○○이는 첫 내원 시 생후 4개월 항경련제 두 종류를 복용하고 있었습니다. 생후 1년이 안 된 어린 영아임에도 항경련제를 2가지 복용하고 있다는 뜻은 한 종류를 복용하여도 경련이 지속되었다는 말의 반증이기도 합니다.
첫 내원 전날에도 케○라, 트리○탈 복용 중 경련이 있었고, 아마 약물치료가 지속되었다면 항경련제가 늘어나는 방향이 되었을 것입니다.

어머님께서 트리○탈 복용 후 심하게 처지는 증상, 복용 첫날 심한 분수 토, 소화장애를 보여 한시 빠르게 한방치료를 병행할 수 있었습니다.
첫 내원 당시부터 항경련제 병용투여는 지켜보는 쪽으로 하고, 트리○탈은 잠정 중단하였고 케○라 복용량은 유지하여 한약 병용투여와 일주일 3회의 병행 침 치료가 이루어졌습니다.

치료 1주 차에 미약한 경련이 있었지만 전반적 기능이 개선되는 것이 확인되면서 경련 역시 함께 소실되었고 치료 5개월 차에 경련이 전혀 사라지고 활력, 눈빛, 성장 발달, 소화기능이 모두 개선되었습니다.
항경련제는 모두 중단한 상태로 전반적인 발달의 개선으로 향후 치료에도 큰 무리가 없을 것으로 사료됩니다.

만약 항경련제 약물치료가 지속적으로 진행되었다면 지금과 같은 상태를 보이긴 힘들었을 것입니다. 오히려 체중고 키가 늘어날수록 증상의 악화가 없더라도 항경련제가 늘어나는 것이 일반적이기에 정상적인 발달을 이루어내기는 쉽지 않았을 것입니다.

날짜		항경련제 종류, 복용 용량
18	7/20	(2주안에 등) 케프라 0.5 → 1.0ml → 1.5ml, 등가업량을 3번 모음하고 안먹음
	8/16	케프라 1.4ml → 1.4ml. 중임
	8/20	" 1.4ml → 1.2ml.
	8/27	" 1.2 → 1.2ml.
	9/1	" 1.2 → 1.1ml.
	9/7	" 1.1ml → 1.0ml.
	9/15	" 1.0ml → 0.9ml 복용중.
	9/19	→ 0.8ml
	10/1	" → 0.5ml.
	10/10	" → 0.7ml.
	11/5	" → 0.2ml.
	11/30	" → 0.15~0.1ml.
	12/22	0.1 → 0.05 ml.
19	1/14	항경련제 끊음

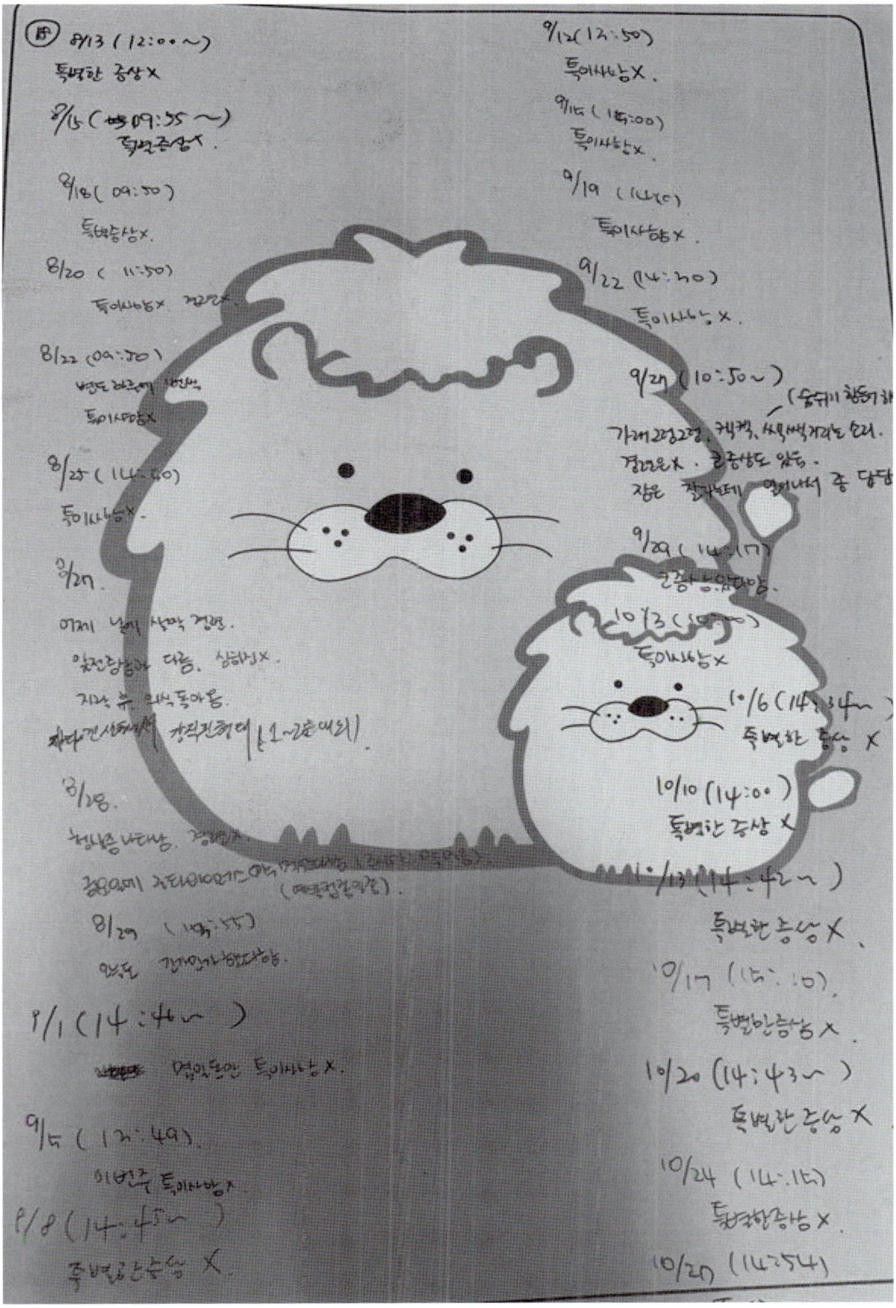

📅 8/13 (12:00~)
특별한 증상 X

8/15 (밤 09:55~)
특별증상 X

8/18 (09:50)
특별증상 X

8/20 (11:50)
특이사항 X 검진중

8/22 (09:30)
별도 경과체크 관찰
특이사항 X

8/25 (14:30)
특이사항 X

8/27
어제 낮에 사료 경련.
앞전검사 대비 심하진X.
지금 푹 쉬어 돌아옴.
차후 건강체크 정밀진행예정 [1~2주이내]

8/28
청사품 나타남. 정상.
정말에 자리아래쪽에 반들 (특별한것X)

8/29 (19:55)
양호 건강상 나타남

9/1 (14:46~)
명일동안 특이사항 X.

9/5 (12:49)
이번주 특이사항.

9/8 (14:45~)
특별한 증상 X

9/12 (13:50)
특이사항 X

9/16 (15:00)
특이사항 X

9/19 (14:40)
특이사항 X

9/22 (14:20)
특이사항 X

9/27 (10:50~)
(숨가쁨 잠깐체크)
가끔 걸걸함. 캑캑, 씩씩거림 있다.
걱정요X 활동도 있다.
잠은 잘자네. 열내려 중 담당.

9/29 (14:17)
증상 나타남.

10/3 (10:00)
특이사항 X

10/6 (14:34~)
특별한 증상 X

10/10 (14:00)
특별한 증상 X

10/13 (14:42~)
특별한 증상 X

10/17 (15:10)
특별한증상 X

10/20 (14:43~)
특별한 증상 X

10/24 (14:10)
특별한증상 X

10/27 (14:54)

특별한 증상 X
11/3 (10:00)
　특별증상 X
11/7 (17:58)
　특별증상 X
11/10 (14:3p~)
　특별한 증상 X.
11/14 (16:05)
　특별증상 X.
11/17 (10:00)
　어제 저녁부터
　콧물, 잔기침시작.
　지금 감기증세증
11/21 (14:00)
　특별증상 X
/24 (15:20~)
　특별한 증상 X,
/28 (11:20~)
　특별한 증상 X
/ (10:10~)
특별한 증상 X
5 (17~60)
　특별한증상 X.
8 (10:10)
　특별한증상 X.

1/20 (14:19)
　특별증상 X
12/15 (10:11~)
　특별한 증상 X.
12/19 (09:45)
　특별증상 X.
12/22 (14:00 ~)
　특별한 증상 X.
12/26 12:20
　특별한증상 X.
12/29 (14:00)
　특별증상 X
⑲ 1/2(14:00)
　특별한증상 X.
1/5 (10:12~)
　특별한 증상 X.
1/9 (12:56)
　원유약먹고 잠늠
1/12 (10:00)
　특별증상 X.
1/16 (10:00)
　특별증상 X.
1/19 (14:00)
　특별증상 X.
1/23 (16:00~)
　특별한 증상 X
1/24 H.C 병이 옹의서
　강아지가 초리원다.
　그치게 받아왔

14. 심○○ (노 -679)

1번 완치 사례의 어머님(흉부외과 전문의) 소개로 내원. 내원 전 1년간 경련 8회 있었지만 항경련제 복용하지 않고 내원 후 한방단용치료, 내원 이후 5년째 경련 없이 증상 잘 유지 중.
>> 자필 수기 포함.

첫 내원 시 당시 소견

2015년 1월 9일
7세 / 女

가장 불편한 증상

경련 (뇌전증)

증상이 나타난 시기

1년 전 첫 경련 증상. 0 후 7~8회 경련, 최근 이틀 전 증상 있었음.

초진 소견 당시 현재 가지고 있는 병증에 대한 기록

1년 전 증상 첫 발병 후로 지금까지 총 7~8회, 거의 구토 동반하는 경련.
EEG(뇌파검사)-norma.
MRI 검사는 따로 하지 않음.
항경련제 복용도 따로 안 함.

동반 증상

현재 콧물, 기침 증상.
만성적인 비염.
전반적인 피부 건조증. 소양감 간헐적으로 있음.
예민하고 겁이 많은 편.

치료 내용

한약 복용 및 주 2~3회 침구치료 및 청지각 훈련 병행.

치료 경과

(2015.01.10.~01.23.) 특별한 증상 X.
(2015.01.28.) 코 막힘.
(2015.02.21.) 내원 후 밤부터 계속 고열 남. 병원 가서 해열주사, 비타민 복용 후 호전.
(2015.03.18.) 월요일 새벽 자면서 토함, 자기 전 과식. 경련은 X.
(2015.04.18.) 수요일 진료 받고 나서 저녁에 열남. 상비약 먹고 난 후 열 내림.
(2015.05.20.) 기침이랑 기관지염 심해서 월요일 응급실 다녀옴. 경련은 X.
(2015.06.03.) 화요일 아침 미열 상태, 체열방 복용 후 내림.
(2015.08.22.) 수요일 열남, 미열이 계속 지속.
(2015.09.12.) 비염 심해짐, 어제저녁에 콧물.
(2015.10~2019.05) 내원 후 5년간 경련 한 번도 없었고 괜찮았음. 비염도 좋아지고 특별히 아픈 곳 없이 잘 지내는 중.

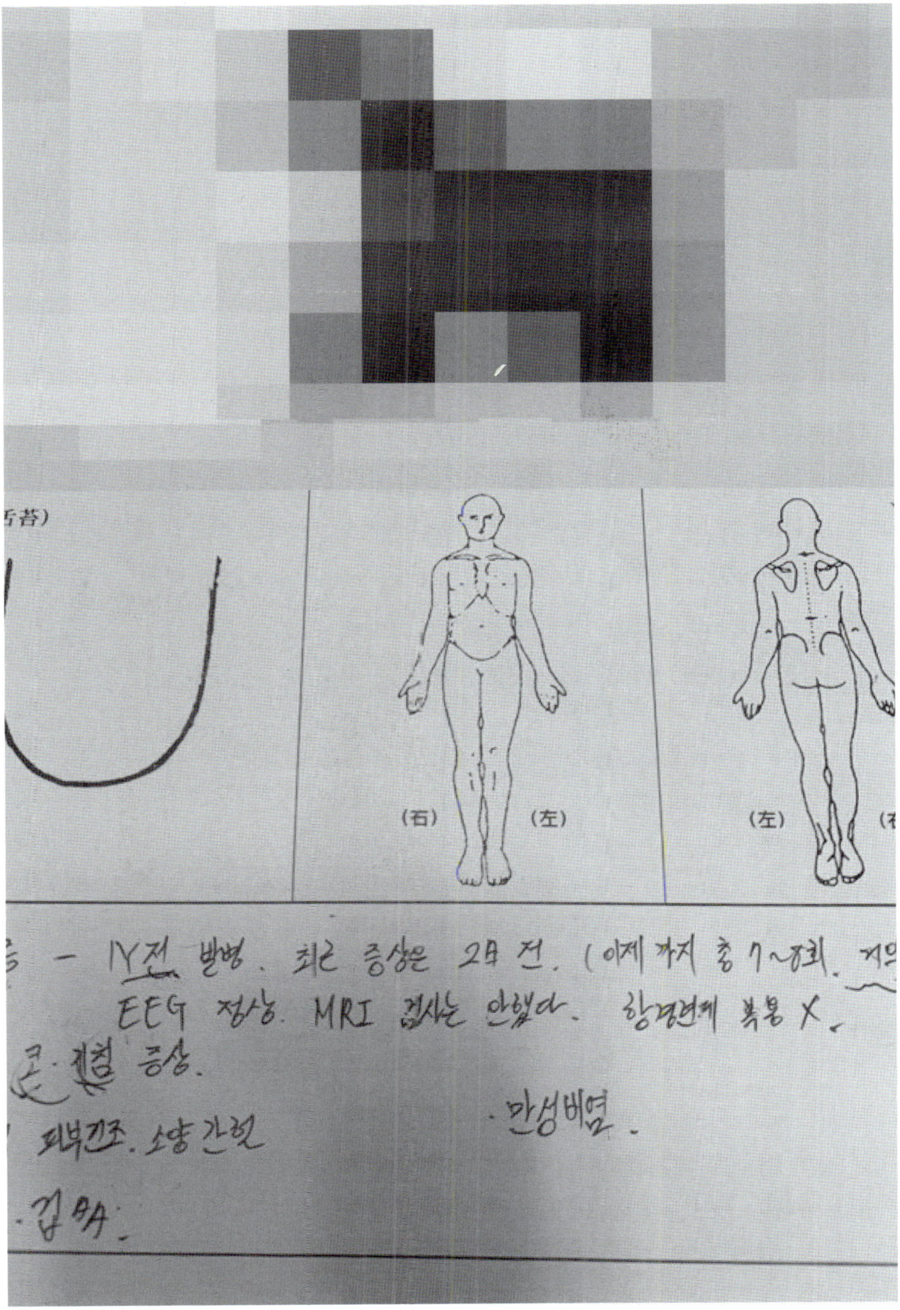

(舌苔)

(右) (左) (左) (右)

- IV전 발병. 최근 증상은 2달 전. (이제까지 총 7~8회. 거의
  EEG 정상. MRI 검사는 안했다. 항경련제 복용 X.

콘·결혈 증상.

피부건조. 소양 간헐   · 만성비염

· 감사

성모아이한의원

본 치료후기는 아래 아동의 보호자인 본인이 직접 작성 한 글이며,
아래 아동의 사진과 치료후기는 성모아이한의원 관련 온·오프라인에서
사용되어짐에 동의합니다.

자녀 성명 :

보호자 성명 :

작성일 : 2015년 10월 18일

2014년 4월 초 처음 경련을 하였습니다.
처음이라 종합병원에 입원해서 여러 가지 검사를 해 보았지만,
특별한 진단은 없었습니다. 하지만 한 달에 한 번씩 하던 것이
점점 주기도 짧아지고 재면 1원 7일에는 25분 동안 경련을 하여
심각하다는 것을 깨달았습니다. 서울 병원에서 20분이상의 경련은
비정상이 될 수 있다는 경고를 받았기에 남편과 저는 여러 병원을
알아 보았습니다. 사실 성모아이 한의원 전에 6기월 가량 다른 한의원을
다녔습니다. 그리고 더 어릴때부터 비염, 아토피, 기침(천식) 등의 병을
달고 사는 아이여서 꾸준히 한의원을 다니기도 하였습니다.
하지만, 경련은 아이에게 심각한 문제여서 유명한 병원을 찾아 다녔습니다.
다행히 남편의 지인분이 성모아이 한의원을 적극 추천해 주셔서
2015년 1월부터 병원을 다니기 시작했습니다.
신기하게도 ___는 그때부터 전혀 경련을 하지 않았습니다.
단지, 일주일에 2번 꼬박꼬박 병원에 다녀서 침 맞고, 약을 먹기만
했을뿐 했는데 말이에요. 정말 경련 시작하고 저랑 남편은
아이가 잠들고 2~3시간 동안 자지 않고 서로 아이를 보면서 치켰어요.
아이가 항상 잠든 후 1~2시간 이내에 경련을 했거든요.
이제는 그럴 필요가 없어 엄마나 다행인지 모릅니다. 10개월 동안 일주일에
축석하듯이 2번정도 다녀서 진료보고. 경련 증상이 없더라도 기침, 감기 증상이
있면 병원에서 처방해주는 방약을 먹고 지금은 몸무게도 많이 늘었습니다.
밥도 잘 안 먹고 편식도 많이 하는 아이였는데 지금은 많이 달라져서
저나 남편 모두 감사해 합니다.

무엇보다도 이제는 겨련에 대해 찬사는 돌려져 다행입니다.
마음이

~~11년동안 꾸준히 원장님 말씀대로~~

2년동안은 겨련이 없어야 면치원거라 하셨는데
저의 아이처럼 이렇게 경과가 좋은 경우도 잘 없다고
하셔서 얼마나 기분이 좋은지 모르겠습니다.

앞으로 아이가 아무 영향이 건강히 자라나기를 바라며
원장님과 항상 친절히 맞아주셨던 병원 ~~~~ 관계자 분들께로
감사의 말씀 드립니다.

            — ▓▓▓▓ 엄마 드림 —

＊ 사진은 사용하지 않았으면 합니다.

15. 정○○ (뇌 -656)

첫 내원 시 당시 소견

2014년 11월 23일
5세 / 男

가장 불편한 증상

뇌전증

증상이 나타난 시기

2014년 8월 1일 오전, 오후 경련.
기꾸찌병 발병 후 스테로이드 복용 이틀 뒤 발병.

초진 소견 당시 현재 가지고 있는 병증에 대한 기록

2014년 8월 1일 오전, 오후로 경련.
기꾸찌병 발병 후 스테로이드제 복용 이틀 뒤 발병.
퇴원 후 항생제 복용 후 피부 발진(일주일간).
케○라 4mg 3개월 전부터 오전, 오후로 복용.

충북대병원에서 EEG(뇌파검사) 통해 전두엽 부위 간질파 발견.
기꾸찌병 발병 시, 일주일 동안 발열(소염제 썼으나 안 들어서 스테로이드제 복용).
기꾸찌병 발병 전, 2~3주 동안 감기로 소아과 내원(코 막힘).

동반 증상

건조한 편.
현재 코 막힘만 조금.
다크서클 있는 편.
먹고 자는 건 정상적.

치료 내용

한약 복용 및 주 1회 침구치료 병행.

치료 경과

(2014.11.21.) 항경련제 중단, 경련 없었음.
(2014.11.29.) 기침 한두 번, 허스키 목소리.
(2014.12.06.) 체기 있었음. 한 번 따고 매실 복용 후 호전.
(2014.12.13.) 어제 두드러기, 그 전날 우유, 시리얼 복용.
(2014.12.20.) 어제 바가 빵빵하고 누르면 통증. 현재는 괜찮음.
(2014.12.27.) 밥 먹다가 먹기 싫으면 배 아프다는 소리 함.
(2015.01.02.) 코 막힘, 기침.
(2015.01.10.) 잘 지냈음. 경련 없음.
(2015.01.22.) 특별한 증상 X.
(2015.04.25.) 경련 X. 코 막힘 약간.
(2015.06.06.) 4월부터 소변 자주 눔. 경련은 X.
(~2019.05) 이후 5년간 경련 없었음. 치료 후 전반적으로 보강이 많이 된 것 같아서 감사하다는 말씀을 전함.

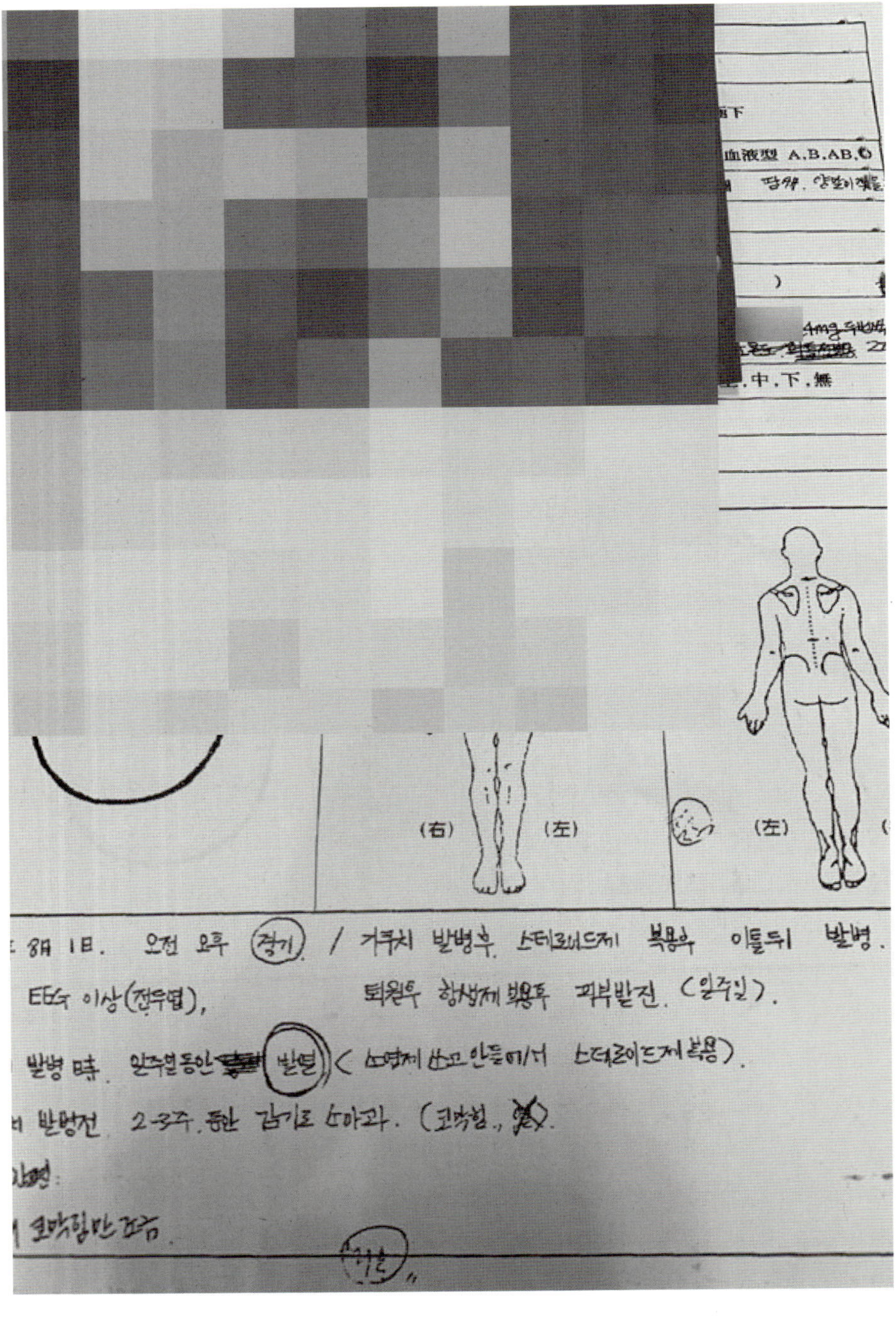

下
血液型 A.B.AB.O
中.下.無
(右) (左)
(左)
8月 1日. 오전 오후 경기 / 거투치 발병후 스테로이드제 복용후 이틀뒤 발병.
EEG 이상(전두엽), 퇴원후 항생제 복용후 피부발진. (일주일).
발병 時. 일주일동안 발열 < 소염제 쓰고 안들어서 스테로이드제 복용).
발병전 2-3주 동안 감기로 소아과. (코막힘.,
코막힘만 조금.

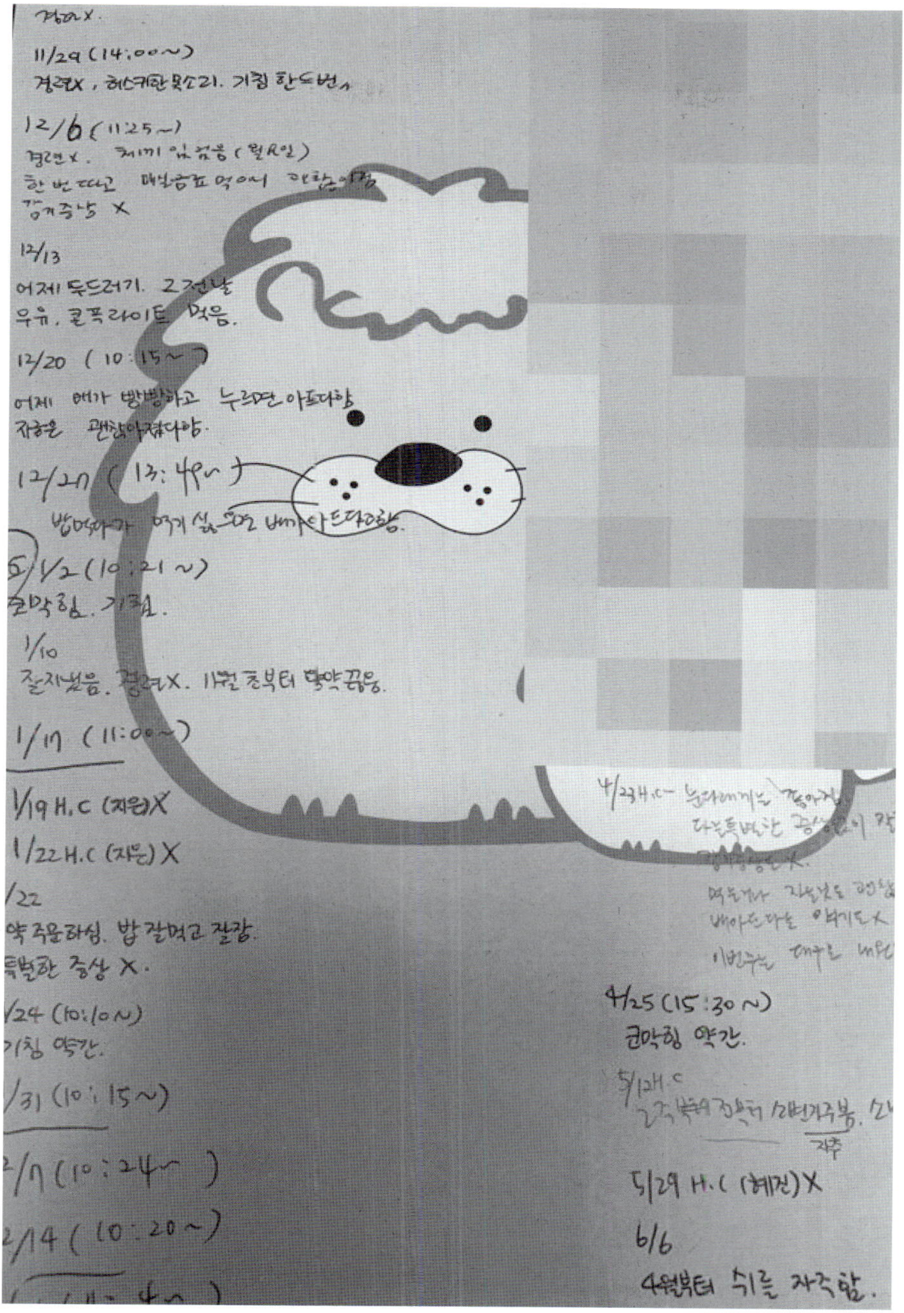

증상 X.
11/29 (14:00~)
경련 X, 허스키한 목소리. 기침 한두번.

12/6 (11:25~)
경련 X. 헤까 있음증 (월R일)
한 번 따고 매번승요 먹어서 관찰어짐
갑거증상 X

12/13
어제 두드러기. 그전날
우유, 콘푹라이드 먹음.

12/20 (10:15~)
어제 애가 반방하고 누르면 아파다함.
자충은 괜찮아져다함.

12/27 (13:40~)
밥먹야가 여기 싫어요 베아타드라함.

5/1/2 (10:21~)
포막함. 기침.

1/10
절자넘음. 경련X. 11번 초복터 탈약 끊음.

1/17 (11:00~)

1/19 H.C (지원) X

1/22 H.C (지문) X

1/22
약 죽음해성. 밥 잘먹고 잘잠.
특별한 증상 X.

1/24 (10:10~)
기침 약간.

1/31 (10:15~)

2/7 (10:24~)

2/14 (10:20~)

4/24 H.C~ 놀라케기는 건중어저
다른특별간 경이 각
경이증상 X
먹누가 지원보도 평음
베아도바쿠 야기도X
이번주는 대로 내면

4/25 (15:30~)
근막힘 약간.

5/24 H.C
2주복약후 1-2번거복. 간
자주

5/29 H.C (해권) X

6/6
4원부터 쉬를 자주함.

Chart 139

16. 임○○ (뇌 -832)

열성경련 다발 후 비열성경련 형태로 이어짐. 내원 전 1달에 1번꼴로 경련하지만 항경련제 복용하지 않고 내원하여 치료 후 현재 1년 반 이상 안정된 관해기 유지 중.

첫 내원 시 당시 소견

2016년 3월 20일
4세 / 男

가장 불편한 증상

뇌전증

증상이 나타난 시기

11개월에 처음 발병해서 경련 10회 정도 함.
특히 겨울에 경련 다발.
1달에 1번꼴로 경련 나타나는 중.

초진 소견 당시 현재 가지고 있는 병증에 대한 기록

생후 11개월 경련 처음 나타나서 1달에 1번꼴로 지속 중.
처음에는 열성경련 형태에서, 현재는 흥분하거나 하면 열이 없더라도 쉽게 경련.
팔다리 강직, 눈 돌아가고 사지 떨림 증상.
경련 전 전조 증상처럼 멍한 증상과 소리 지름.

항경련제 복용은 X.
EEG(뇌파검사)-normal.

동반 증상

편식, 생선, 고기 종류만 섭취.
잦은 감기, 다른 한의원에서 한약 복용 시에는 괜찮다가 복용 안 하면 감기 다발.
집중력 저하, 쉽게 흥분.
아기 때부터 숙면 못 하고 현재도 잠이 오는데 잠을 잘 못 잠.
욕심이 많고 완벽해야 하는 성격. 급한 성격.

치료 내용

한약 복용 및 침구치료 병행.

치료 경과

(2016.04.06.) 콧물, 코 막힘, 목감기.
(2016.04.20.) 잠 잘 자고, 수면 대턴 잡힘.
(2016.05.04.) 지난주 수요일 뛰어놀다가 경련 1회, 증상 강도 호전. 경련 후 예전에는 축 처졌는데 요즘엔 경련 후에도 기운 빨리 찾음.
(2016.05.18.) 특별한 증상 X.
(2016.06.01.) 경련 X, 컨디션 좋음.
(2016.06.15.) 6월 6일 경련 살짝 한 듯함, 멍해지고 금방 깨어남.
(2016.06.29.) 6월 23일 저녁에 오리고기 먹고 다음 날, 구토 동반한 경련, 자락함.
(2016.07.13.) 경련 없고 특별한 것 X.
(2016.08.31.) 8월 28일 경련 1회, 전에 피곤해했음 그 외 특별 증상 X.
(2016.09.21.) 추석 전 경련 1회, 경련 전날 키즈카페에서 많이 뛰어놀았음.

(2016.10.24.) 지난주 목요일 체기로 인한 경련, 후로는 괜찮았음.
(2016.12.07.) 11월 30일 낮잠 자기 전에 10초가량 경련.
(2017.01.04.) 12월 초에 경련 1회, 소화 안 됐었음.
(2017.02.15.) 12월에 경련 이후 없었음.
(2017.04.10.) 3월 말쯤 뇌파치료 받고 경련, 자락 후 금방 돌아옴.
(2017.06.07.) 감기 오래감, 열 오르면서 경련 1회, 구토, 감기, 콧물, 목 붓고 미열.
(2017.09.22.) 어젯밤 고열 40도 오르면서 경기 1회, 시간도 1~2분으로 전과 다르게 심했음.
(2017.09~12.) 특별한 증상 X, 경련, 감기 모두 괜찮음.
(2018~2019.05) 1년 반 이상 경련 없었음. 감기 걸려도 금방 다시 좋아짐.

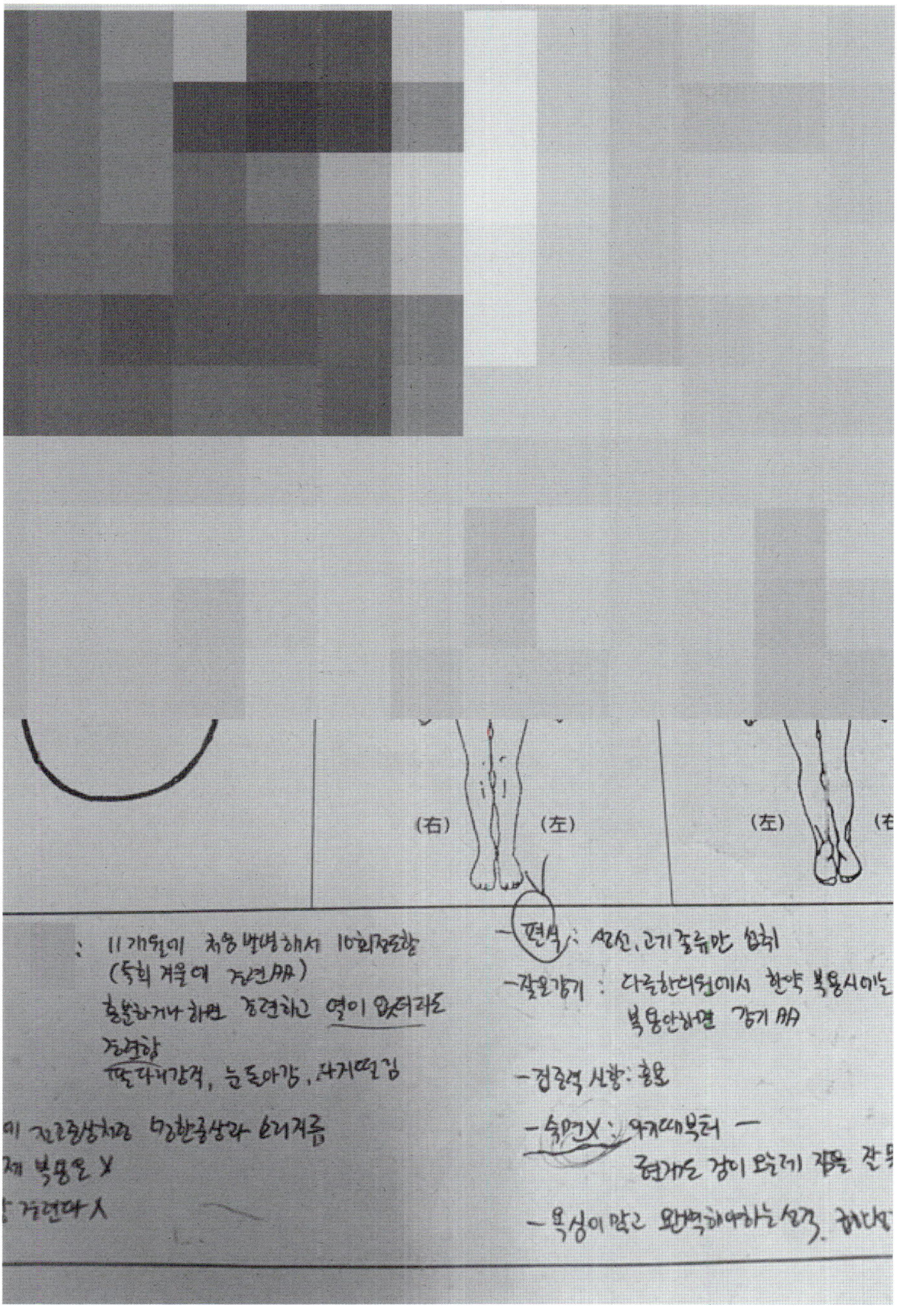

(右) (左) (左) (右)

· 11개월에 처음 발병해서 10회정도함
  (특히 겨울에 경련 있음)
  흥분하거나 하면 경련하고 열이 떨어지면
  경련함
  딱따거리감, 눈돌아감, 손저릴김

미 경락상쳄 명한출상과 6리거급
제 복용X
Y 경련 다 X

- 편식 : 생선, 2기 종류만 섭취
- 감기기 : 다른한의원에서 한약 복용시에는
           복용안하면 감기 배
- 경련직 신항 : 흥분
- 숨면X : 9기에 묵허 —
         련게도 경이 많게 잠둠 잔둥
- 목성이 맑고 완벽해야하는 성격. 해당다

Chart 143

17. 안○○ (뇌 -866)

열성경련으로 시작. 첫 내원 당시 비열성경련 1년에 약 3회 정도 반복. 항경련제 복용하지 않고 내원하여 현재 4년간 경련 없이 안정적인 관해 상태 유지 중.

첫 내원 시 당시 소견

2016년 9월
7세 / 男

가장 불편한 증상

뇌전증

증상이 나타난 시기

생후 15개월 열성경련으로 시작, 현재 비열성경련.

초진 소견 당시 현재 가지고 있는 병증에 대한 기록

2015년 경련 3회.
2016년 7월 19일 구토 동반한 열성경련.
2016년 8월 30일 비열성경련 – 호흡곤란, 딸꾹질, 구토, 처짐, 눈썹 떨림.
열성경련으로 입원 3회 했음.

동반 증상

잦은 감기(작년 多), 현재 아침에 재채기하는 정도.
겁 多, 소리에 예민.

치료 내용

한약 복용 및 침구치료 병행.

치료 경과

(2016.09.10.) 특별한 거 X.
(2016.09.17.) 기침감기. 이틀정도 기침 약간, 콧물 날 때 상비약 먹이고 있음.
(2016.09.24.) 재채기 조금, 덥다는 얘기를 자주 함.
(2016.10.01.~10.15.) 특별한 증상 X.
(2016.10.22.) 목감기 증상 나타나려는 거 외에는 특별한 증상 X.
(2016.10.29.) 어제부터 코감기 증상 있다 함.
(2016.11.05.) 코 괜찮아짐. 특별한 증상 X.
(2016.11.19.) 특별한 증상 X.
(2016.12.03.) 수요일날 어린이집에서 체해서 토하고 열나고 안 먹으려고 함. 손 자락 후 포룡환 복용. 경기는 X.
(2016.12.31.) 가래 걸걸 약간.
(2017.01.14.~02.04.) 특별한 증상 X.
(2017.03.11.) 초등학교 입학했는데 너무 좋아하고, 학교생활도 잘하고 있다 함. 경련 증상도 없었다 함. 속눈썹이 눈 찌르는 것 때문에 다음달에 눈 관련 수술 예정이라 함.
(2017.05.04.) 눈 수술 후 항생제 복용(일주일 정도 복용했다 함). 그리고 열흘 뒤 열이 오르면서 열경기 했다 함. 예전처럼 강직되거나 하지 X. 어머니 혼자 있으셔서 놀란 나머지 응급실 다녀오셨다 함(항경련제 X). 얼굴, 손, 발 자락 후 괜찮아졌다 함.

(2017.10.10.) 지금까지 경련이나 특별한 것 없이 잘 지내고 있다 함.
(2017.12.08.) 최근까지 너무 잘 지냄. 엄마랑 누나가 독감 걸렸는데 ○○이는 잘 이겨내고 있다 함. 체기도 없고, 잠도 잘 자고 경련도 X.
(2018.03.16.) 이틀 동안 콧물 증상이 보여서 상비약 먹였더니 금방 좋아졌다 함.
(2018.09.21.) 여전히 경련도 X, 잔병치레 없이 잘 지내고 있다 함. 한의원 덕분에 고맙다고 하심.
(2018.12.19.) 경련 안 한 지 1년 7개월 정도 되었다 함. 크게 잔병치레도 없이 잘 지내고 있고, 키도 많이 크고 잘 성장하고 있다 함.
(~2019.05) 경련 안 한 지 2년 넘었음.

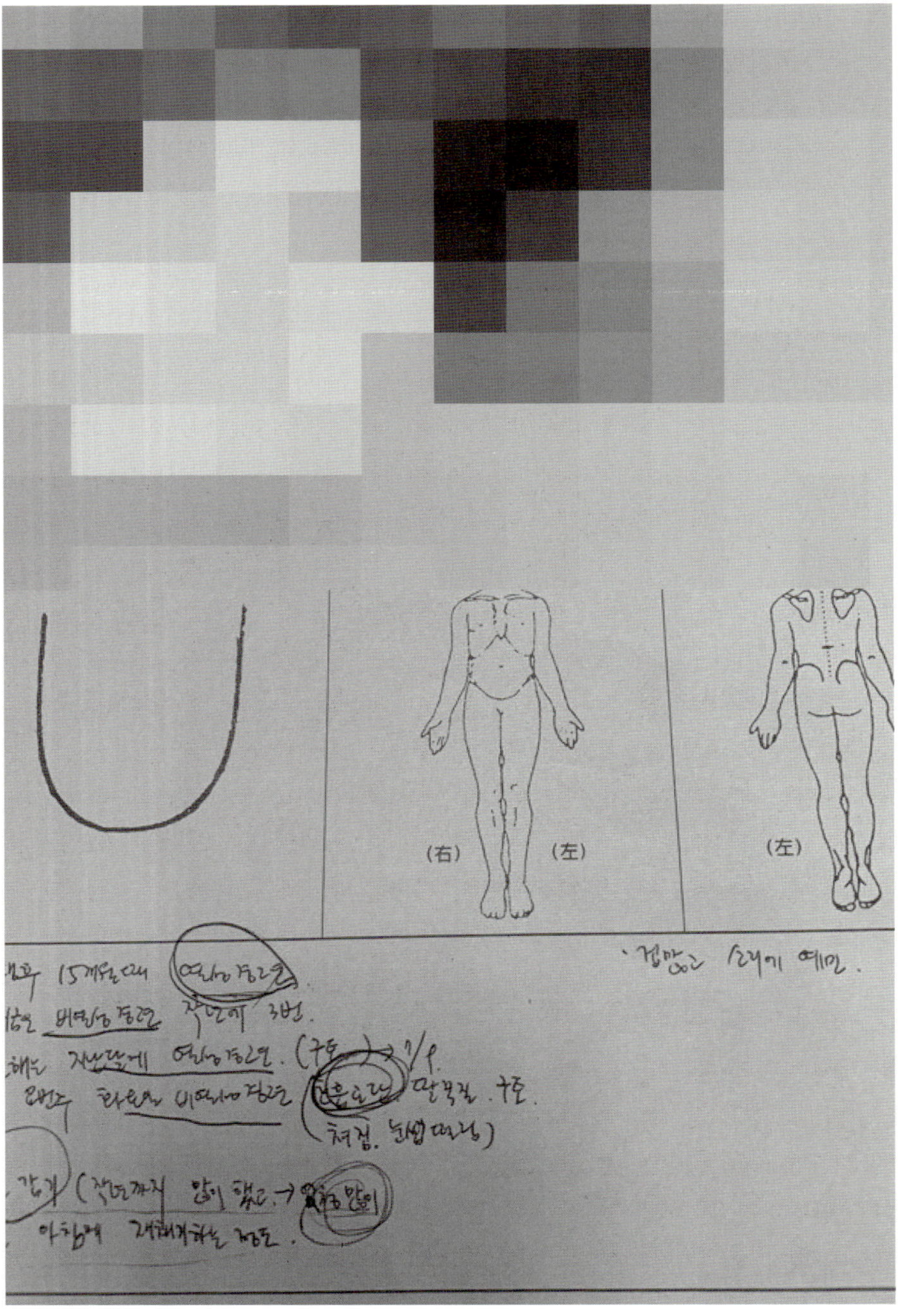

148　뇌전증 완치 실제 사례

- H.C 특별한 증상 없으
  잘지내다함. 지금은
  먹지 힘드시다함.

6. H.C
  이틀동안 검음양 보여
  냄. 동해예방접종 맞었며
  건강해졌다함.
  청결함도 많이 자리잡았다함.

15 H.C.
  건강상 많이 잘지내 있다함.
  감기증상도 X.

리 H.C
  전혀 경련도 X 감기증상, 잔병치례없이
  잘 지내고 있다함. 한의원 침물에 고맙다하심.

18. 강○○ (뇌 -499)

첫 내원 시 당시 소견

2011년 2월
5세 / 女

가장 불편한 증상

경련

증상이 나타난 시기

2월 7일에 경련 - 뇌파검사상 경기파가 잡힘.

초진 소견 당시 현재 가지고 있는 병증에 대한 기록

자다가 놀란 듯이 움찔거림.
놀라서 많이 움.

동반 증상

놀라서 많이 운다.
잘 안 먹음.
숙면 X, 늦게 잔다 함.

치료 내용

한약 복용 및 침구치료 병행.

치료 경과

- (2011.02.26.) 잠은 확실히 낫다. 놀라는 횟수, 강도 ↓.
- (2011.03.12.) 어젯 밤에 경련하려고 할 때마다 자락하고 잡아주니깐 괜찮아졌다 함. 2번 정도. 잠은 잘 잤다 함.
- (2011.07.12.) 감기 X. 놀라는 건 가끔씩 움찔하는 정도, 거의 X. 이유식 시작했는데 제법 잘 먹는다 함.
- (2012.02.10.) 기침, 열 최근까지 X. 먹는 것도 잘 먹고, 소화도 잘되는 것 같다 함. 변 보는 것도 잘 보고 경기도 최근까지 X. 자다가 움찔거리는 것도 X. 이유 없이 으는 것도 X. 잘 지내고 있다 함.
- (2012.06.20.) 잘 놀고, 잘 먹고, 소화도 잘되는 거 같다 함. 말도 많이 하고, 잘 따라 함. 특별한 증상 X.
- (2012.10.30.) 특별히 아픈 데 없이 잘 지냄. 지금 콧물이 조금 나긴 하는데 상비약 먹고 조금 호전됨. 자면서 놀라는 것도 없고, 잘 잠. 말도 많이 늘었음. "엄마 봐 봐", "뭐 해?" 등. 키가 많이 컸다 함. 경기는 그동안 전혀 X.
- (2013.06.14.) 중이염 증상 있고 난 후 중이염 한약 복용하고 병원 가 봤는데 깨끗하다 했다 함. 가끔 감기 증상이 있어도 열은 전혀 X. 현재는 다른 특별한 거 없다 하심.
- (2018.12.21.) 올해 8살. 특별한 거 없이 건강하게 잘 지내고 있다 함. 경련은 한의원 치료하고 난 후 재발 없이 잘 지내고 있다 함. 경련 안 한 지 7년 정도 되었음.

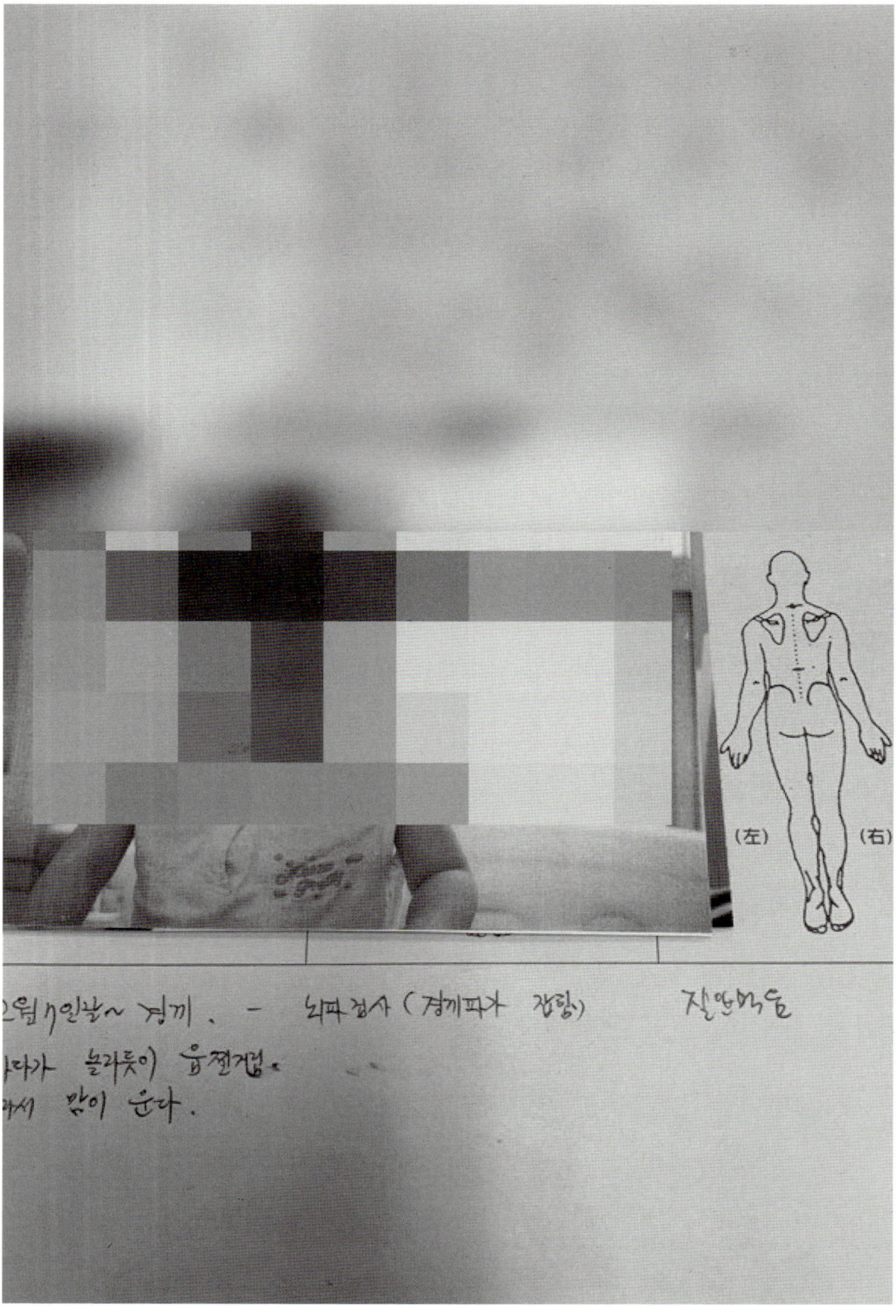

2월 7일날~ 경끼. - 뇌파검사 (경계파가 강함) 진안막음
다가 놀라듯이 움직건법.
라서 많이 운다.

다리아프다고 이야기 계속 함.
이야기함.
(10:30~)

후기

○○는 생후 3개월쯤 갑자기 경기를 하게 되었습니다. 처음엔 그냥 놀라서 멍한것같이 숨이 가쁘면서 잠이 갔었는데 자연스 숨결 등절 놀라는 횟수가 잦아졌고, 혼자 누워 있으면 경기 하는 증상이 심해져 경북 대학 병원에서 뇌파 검사를 하게 되었습니다. 그 후에 뇌파가 갑자기 잡혔다는 결전변화것을 계속 들었습니다. 이렇게 해야 할지 몰라 걱정을 하고 있었고 대형원은 약이 부족하다 생각에 세브란스 병원 거기에 예약은 됐었습니다. 예약일을 기다리는 동안 인터넷에서 우연히 '하오아이 병원'을 알게 되었습니다. 방문 한번 하고 상담 보고 상담이 라도 빠르고 쉬어 원장님과 상담하게 되었고 3개월 후 중지 결의라는 작은 단어가 생겨 그날 바로 약을 주문하고 복용했습니다.

상담, 외장 과장이 뭐라 얘기하는 듯한 기분을 하셨습니다. 일단 가까운 대학에 찾아 받아가 쉽게 약먹이고 주 2회 정도 경기 했고, 점점 차로는 같이 방문하면서. 약은 복용하는 처음로 하지 그때부터 점차 횟수가 덜해 계속 들었고 지금은 거의 않습니다. 아 약은 복용하지 4개월째 되었고 좋아 분명도 잘 먹으며, 발달도 보통 개월수에 맞게 잘 자라고 있으며 아주 작아 갔고 행복하고 싶은 감정도 높이 되어 좋아 졌습니다. 18개월 정이 되어도 침흘리는 항경현제도 주위 사람이 이상 어떻게 되었는가 하는 걱정 하십니다. 힘이 저희보다도 침을 덜 흘리며 우리에게 웃는 모습 매력도 있어 점점 약도를 줄여나가 밝고 튼튼한 행복 짓고 있는 그림이네 만큼도 너무 행복 하고 좋습니다.

감사합니다~

19. 박○○ (Chart. 뇌 -646)

첫 내원 시 당시 소견

2014년 10월 22일
만 16세 / 女

주 증상

뇌전증

증상이 나타난 시기

2014년 3월 (7개월 전)

초진 소견 당시 현재 가지고 있는 병증에 대한 기록

2014년 3월 전날 컴퓨터 사용 많이 하고 잠을 잘 못잔 상태에서 입학 날 아침 차 안에서 약 3분간 경련.
2014년 9월 20일 감기약 복용 후 약 5분간 경련. (강직, 청색증 동반)
뇌파검사(EEG) 소견상 경련파 보임.
항경련제 2종류(라○탈, 트리○탈, 2014 3월부터 복용함.

동반 증상

어릴 때 열성경련 2회 병력 있음.
항상 피곤한 상태에서 경련.

치료 내용

한약 처방, 주기적인 통원 치료 및 NFB(뇌파조절훈련).

치료 경과

(2014.11.25) 경련 없었고, 한약 병행 복용하면서 항경련제 줄여가는 중.
(2014.12.22) 한약 복용하면서 경련 줄어듦. 날이 추워지면서 어머님께서 불안해서 항경련제 그대로 복용 중.
(2015.01.22) 라ㅇ탈 줄여서 조금씩 복용 중이며 트리ㅇ탈은 중단한 상태로 경련은 없음.
(2015.03.09) 경련 없었고 최근 들어 피곤해하는 모습이 보임.
(2016.06.01) 항경련제 임의로 다시 복용 지속 중 경련. 학기 초 체력이 떨어지면서 4월 5월 두 차례 경련.
(2016.09.01) 경련은 다시 없는데 컨디션이 떨어지고 우울감. 트티ㅇ탈 반으로 줄임.
(2016.12.31) 화요일에 집에서 갑자기 쓰러졌다가 금방 깨어남. 깨고 난 후 두통, 구역감 있음.
(2017.01.~06) 특별한 증상 X. 가끔 두통 있음.
(2017.07.08) 저녁 10시 30분경 학원에서 쓰러짐. 쓰러진 당시 기억 못 함.
(2017.07~2019.09) 이사 가고 대학 생활하느라 힘들지만 한약 복용 이후 면역기능이 좋아져서 감기 X, 2년 이상 경련 없이 완치.

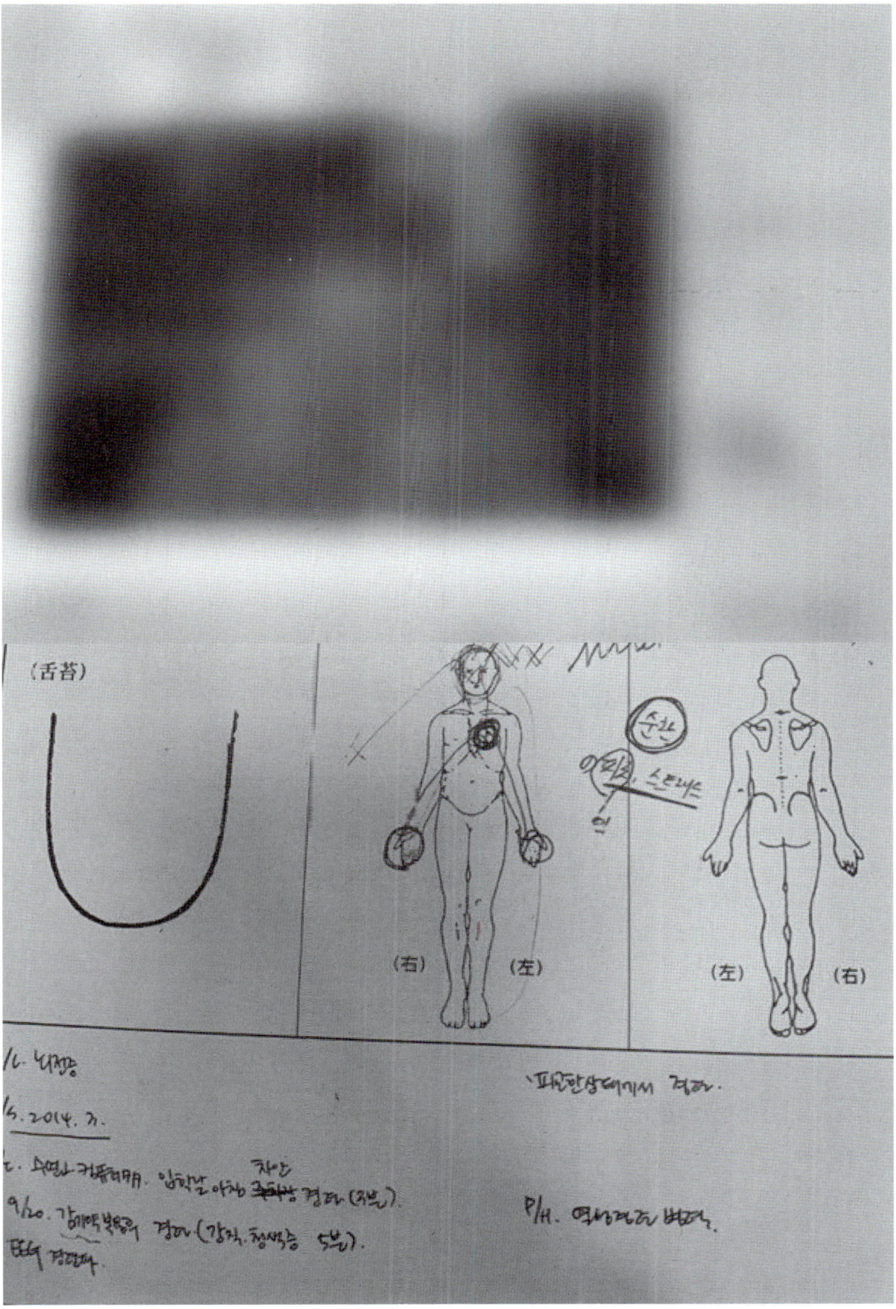

(舌苔)

(右) (左)　　(左) (右)

수포
아픔, 스르라는
임

1. 낙ㅇ
6. 2014. 가.

피부질환에서 적힘.

P/H 역류걱도 버ㅇ

Chart 157

1/6 (12:14~)
   특별한 증상 X

1/20 (11:20~)
   특별한 증상 X

2/10 (11:56~)
   특별한 증상 X

1/23H~ 특별한 증상없이 잘지냄.
   내일 내려간다함.

2/24 (12:20~)
   특별한 증상 X

5/11 H.C
   걱정할만큼이 자주 지내고 있어봐.
   학교 적응하고 재밌게 잘 보냈다함.
   다음주 부터 내원예정

6/25 H.C.
   이사가고 대학병원 땜땨다 내원하기
   힘들었다함. 편안무리 난 좀
   면역력이 떨어져서 감기를 거의 X
   걱정도 없었다함.
   만약 높아있다함 (성적도 잘 안떨어졌다함)

9/6 H.C
   바빠서 내원이 힘들었고 약도 좀 빼먹었었다함.
   경련증상은 X 감기도 없었다함. 잘 지내고 있고
   찹쌀, 누룽지5백 맛똥드림.

20. 송○○ (뇌 -270)

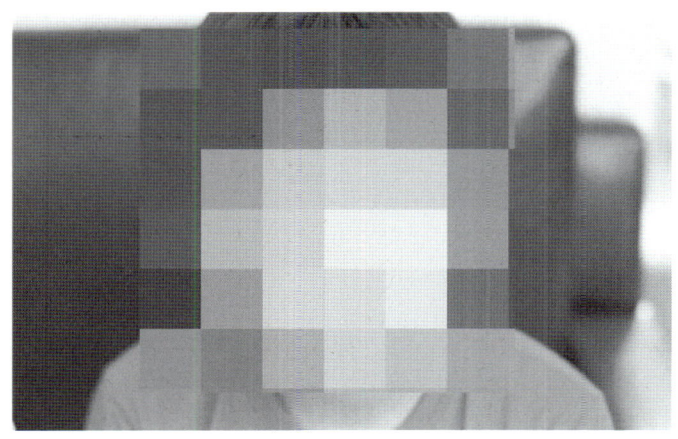

첫 내원 시 당시 소견

2014년 7월
9세 / 男

가장 불편한 증상

뇌전증, 틱장애

증상이 나타난 시기

2014년 6월 15일

초진 소견 당시 현재 가지고 있는 병증에 대한 기록

차 안에서 경련 이후 고개 흔들기 시작한 지 2주 정도 됨.
현재 케ㅇ라 복용 중. 1Y med-tx.

2012년 감기.
2013년 4월 → 경련 첫 발병.
2013년 6월부터 항경련제 복용 이후 경련 없다가 최근(2014.06) 차 안에서 경련 발작.

치료기간

2014년 7월~2018년 4월

동반 증상

비염(알레르기성), 간혹 재채기, 코피 잦음, 집중력 ↓, 수면 불량(1~2회씩 일어남).

치료 경과

(2014.07.11.) 치료 후 머리 흔드는 증상 훨씬 감소됨. 수면 양호.
(2014.07.25.) 머리 흔드는 강도, 횟수 줄어듦.
(2014.08.11.) 케ㅇ라 1/3 줄여서 복용 중.
(2014.08.20.) 3일 전부터 코 막힘(저녁).
(2014.10.07.) 경련 없었으며 틱 증상도 현재는 소실됨.
(2015.01.23.) 오전에 기침, 재채기 有, 지난주 주말 경련(2~3분가량).
(2015.05.13.) 틱 증상 괜찮다가 1달 반 정도 전부터 나타났고 5월달 들어 운동회, 꽃가루 날리면서 좀 더 틱 증상 나타남. 머리 흔드는 게 지난번보다 조금 심함.
(2015.07.29.) 긴장을 많이 하면 틱 증상이 나타난다 함. 경련 증상은 X.

(2015.08~2017.12) 틱 증상 많이 좋아짐. 경련 증상도 계속 괜찮았다 함.
(2018.04.18.) 환절기라서 그런지 알레르기 비염 증상으로 콧물, 재채기, 틱 증상, 경련 증상은 없었다 함. 경련 안 한 지는 3년 정도 되었고, **틱은 1년 정도 된 거 같다 함.**

항경련제 복용 추이

2013년 4월 복용 시작 – 케○라 500mg
2014년 11월 – 케○라 500mg의 1/3만 복용
2015년 5월 – 케○라 완전 중단

21. 구○○ (뇌 -1219)

4년간 경련 없이 완전 관해. 싱가포르에서도 꾸준히 내원하여 치료 진행.

첫 내원 시 당시 소견

2014년 7월
5세 / 男

가장 불편한 증상

뇌전증

증상이 나타난 시기

2014년 3월 18일 처음 증상 나타남.

초진 소견 당시 현재 가지고 있는 병증에 대한 기록

수면 중 경련, 의식 없고 다음 날 구토. 일어나서 두통 있었음. 감기나 열은 따로 없었음.
양방병원, 뇌파검사상 경기파 잡힘. MRI 정상.
발병 일주일 전 아빠랑 놀다가 다쳐서 통증 심했었음.

동반 증상

아토피 有(닭살 有).
겁 많고, 잠이 없는 편.
예민하고 까다로운 성격.
발달은 빠르고 12개월 되기 전 걷고 말함.

치료 내용

한약 복용 및 침구치료 병행.

치료 경과

(2014.09.02.) 식사량 비슷하고 감기 없었음.
(2014.10.16.) 약간 묽은 변을 봄.
(2014.12.15.) 숙면이 안 됨. 예전보다 식사량은 늘고 소화가 잘되는 편. 감기
 는 전혀 없었음.
(2015.03.31.) 어제 경기 1회, 내원 후 처음으로 경련. 강도 약함(거품, 경직,
 이갈이). 1~2분 정도 지속되다가 자른 후 의식 돌아옴.
(2015.04.06.) 특이사항 X.
(2015.07.21.) 경기 1번 있었음 (2주 전) 자다가 새벽에 1~2분 정도 입에
 거품 물고 눈 초점 사라짐. 경기한 후 하루 정도 속 불편했고
 다음 날 구토 1회 더 했음.
(2015.08~12) 특이사항 X, 간간히 두통 호소.
(2016.03~12) 특이사항 없이 잘 지냄.
(2017.01~2019.07) **4년 이상 경련 없이 매우 잘 지내는 중.**

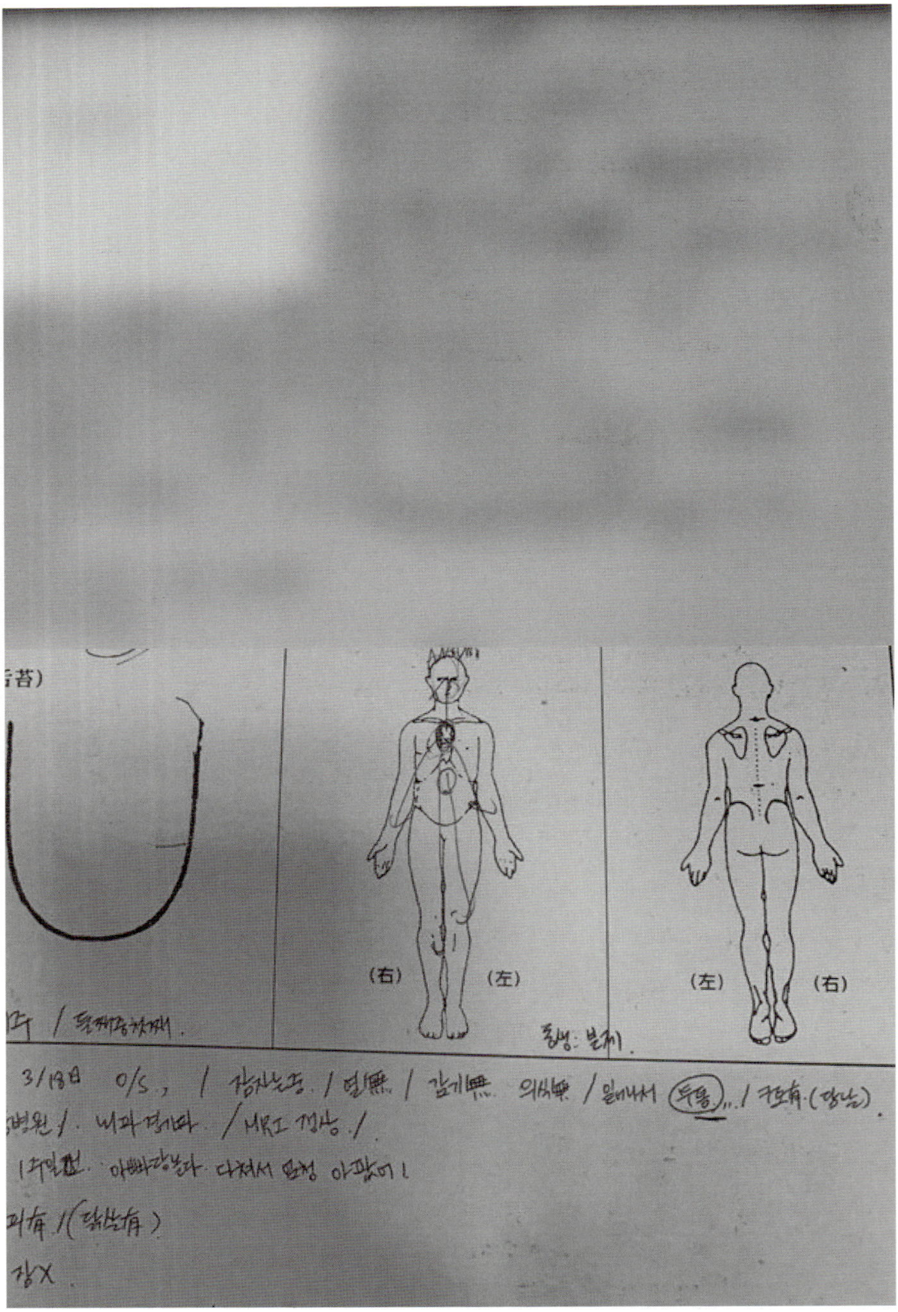

(右) (左)　　　(左) (右)

3/13日 O/S, / 강직논증. / 열無 / 감기無 의식無 / 일어나서 두통... / 구토有. (당시)
병원 / 뇌과검사과. / MRI 정상 /
1주일전. 아빠랑보라 다쳐서 많이 아팠어 /
피有 / (당시有)
장 X

22. 정○○ (뇌 -1268)

첫 내원 시 당시 소견

2015년 8월
10세 / 女

가장 불편한 증상

뇌전증(경련)

증상이 나타난 시기

2015년 7월

초진 소견 당시 현재 가지고 있는 병증에 대한 기록

2015년 7월 자다가 얼굴 돌아가고 구토 동반한 경련. 미열, 감기 기운 동반.
2015년 8월 내원 이틀 전 3~4분 정도 멍한 증상 지속.

동반 증상

잘 안 먹는 편.
편도가 붓고, 1년에 5~6회 정도 열감기 자주 하는 편. 구토도 종종 함. 항생제 복용력 多.
잠은 잘 자는 편. 3개월 전 현재 기침(약간의 가래 소리).

치료 내용

한약 복용 및 침구치료 병행.

치료 경과

(2015.08~2015.12) 감기 약간, 가래기침, 밥을 잘 안 먹고 특별한 것은 없음.
(2016.01~2016.06) 식사량 적음, 소화기 처방 변경. 경련 X.
(2016.07~2016.12) 식사량 늘고 잠을 잘 잠. 경련 X.
(2017.01~2019.07) **내원 후 4년 동안 경련 한 번도 없었음. 소화기능, 수면 개선.**

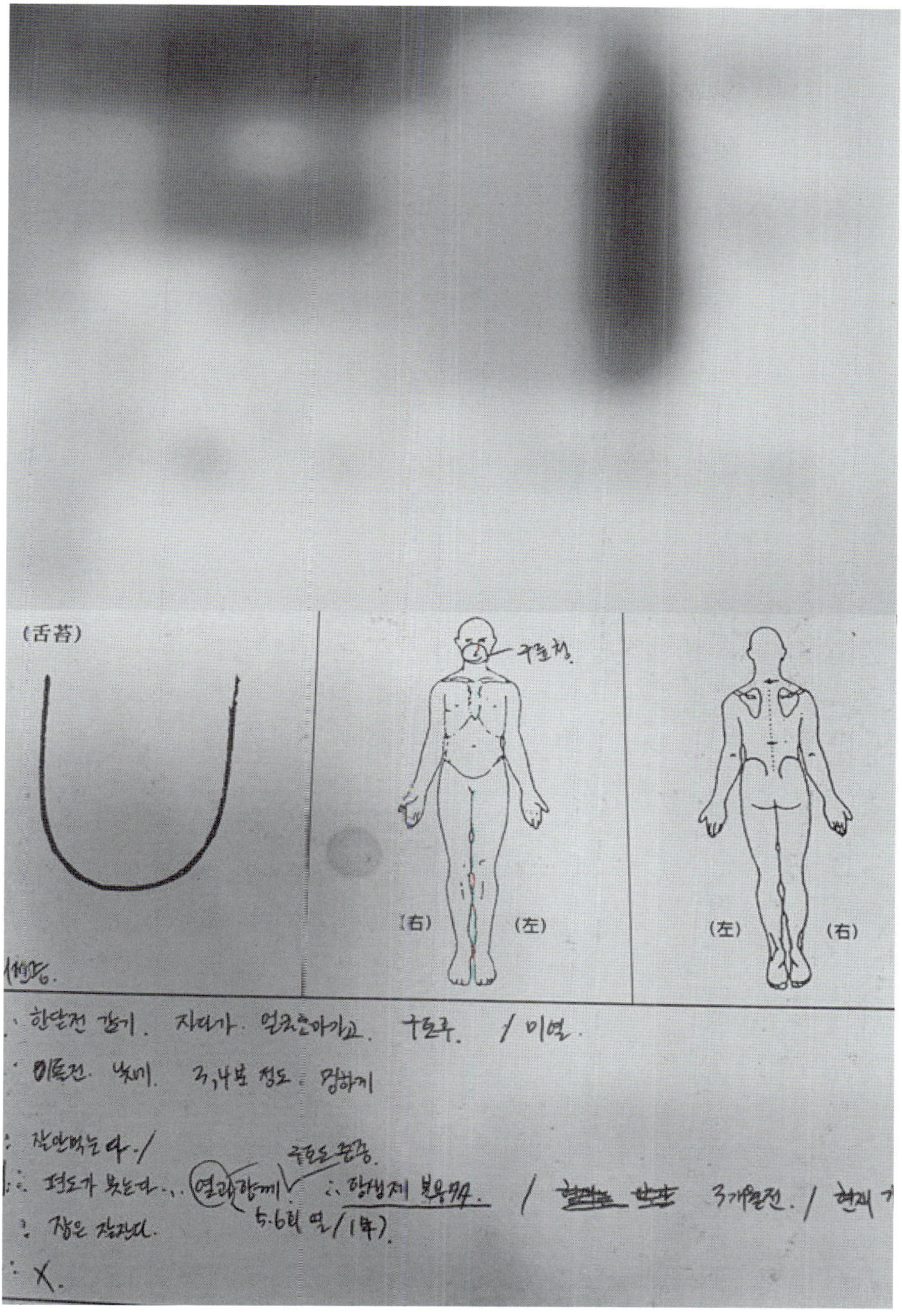
(舌苔)
구토증
(右)
(左)
(左)
(右)
한달전 감기. 자다가 구토증. / 미열.
이틀전. 낮에. 3,4분 정도. 멍하게
잘안먹는다./
열과 함께 5.6회 열/(1年).
구토도 동증.
∴ 항생제 복용
3개월전. / 현재
잠은 잘잔다.
X.

23. 이○○ (노 -729)

첫 내원 시 당시 소견

2015년 5월
13세 / 男

가장 불편한 증상

뇌전증(경련)

증상이 나타난 시기

2015년 3월 15일 처음 증상 나타남.

초진 소견 당시 현재 가지고 있는 병증에 대한 기록

2015년 3월 15일 체기 있는 상태에서 경련.
2015년 5월 12일 밤에 1번 더 함. 팔다리 떨고 소리 내고 입이 오른쪽으로 돌아감.

동반 증상

어릴 때 열감기 자주 함. 지금은 크게 X.
겁이 매우 많은 편이고 예민함. 잠귀 밝고 성격이 급함.
더위 많이 타고 땀 많이 흘림.
깊은 숙면이 안 되고 자주 깨는 편

치료 내용

한약 복용 및 침구치료 병행.

치료 경과

(2015.05~2015.12) 특이사항 X.
(2016.01~2016.12) 특이사항 X.
(2017.01~2017.12) 특이사항 X. 가끔 복통을 호소.
(2018.01~2019.07) 내원 후 5년간 경련 X. 성장 발달 속도 매우 개선.

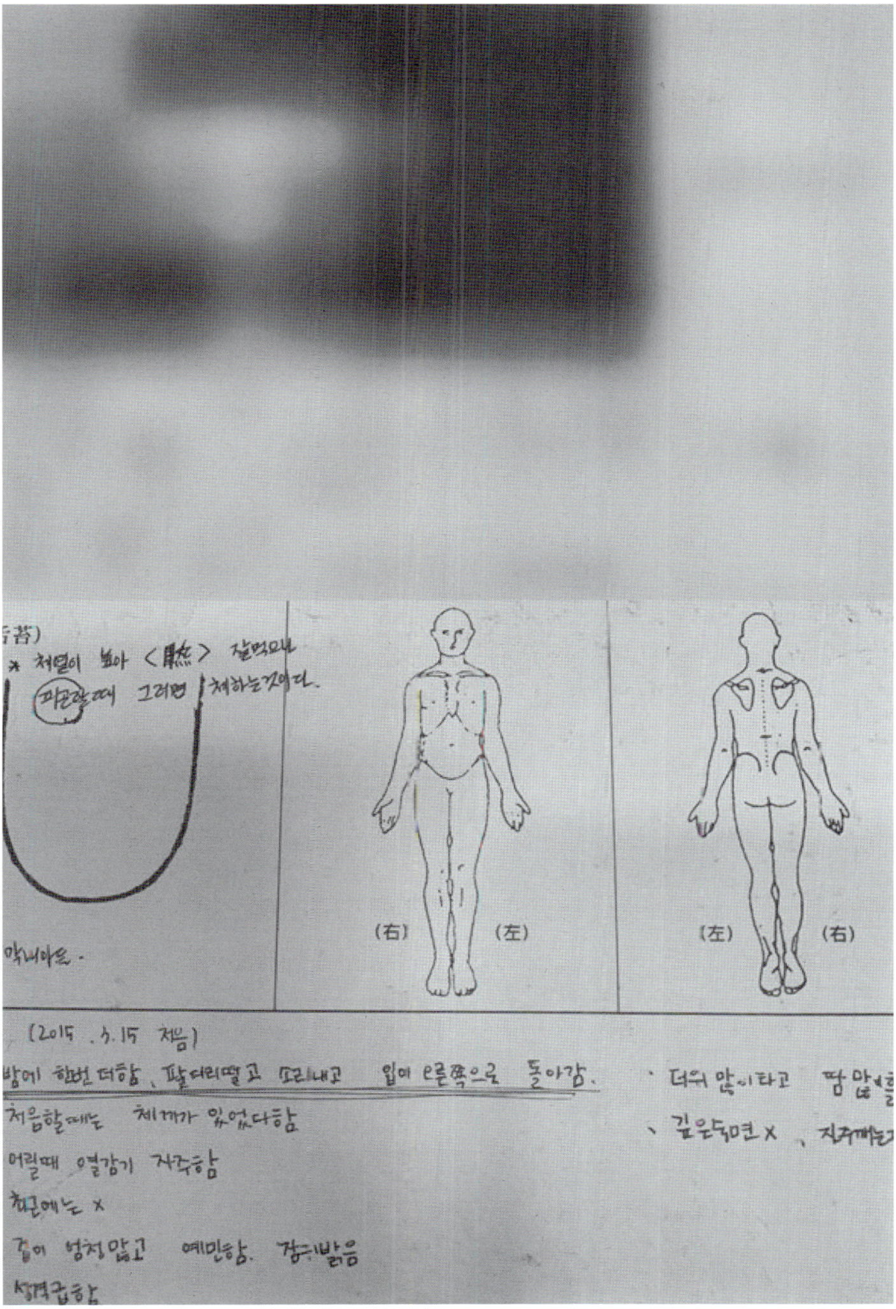

(苔)
* 처열이 높아 〈脘〉 잘먹으니
판단할때 그러면 체하는것이다.

많이나요.

(右) (左)   (左) (右)

(2015. 3.15 처음)
밤에 한번 더함, 팔다리떨고 소리내고 입이 오른쪽으로 돌아감.   · 더운 많이타고 땀 많을흘
처음할때는 체기가 있었다함   · 길으독면 X, 자주깨트
어릴때 열감기 자주함
최근에는 X
잠이 엉쳐않고 예민함. 잠귀밝음
성격급함

Chart 171

24. 민○○ (Chart. 뇌 -690)

첫 내원 시 당시 소견

2015년 01월 24일
만 15세 / 女

주 증상

뇌전증

증상이 나타난 시기

5세 때 열성경련으로 시작, 초등학교 2학년 무렵 교통사고 후 현재까지 증상 지속 중.

초진 소견 당시 현재 가지고 있는 병증에 대한 기록

현재는 2개월에 1회 정도 대발작 中.
MRI 정상, 뇌파검사 EEG 간헐적 경련파 소견.
항경련제 9년째 복용 중. 〈토○맥스, 케○라, 센○〉

동반 증상

비염 – 현재도 코 불편 증상 있음. 이비인후과에서 받은 신약을 수시로 복용.
아토피 – 장기간 증상 없었는데 최근에 조금씩 재발 중.
예민하고 겁 있는 편.
생리통 심함.

치료 내용

한약 처방, 주기적인 통원 치료 및 NFB(뇌파조절훈련), 청지각 훈련 병행

치료 경과

(2015.02.05.) 2, 3일 수면 중 경련.
(2015.02.25.) 오는 길에 버스에서 3분 내외 1회 경련. 피로감 심했음.
(2015.03.21.) 목요일 오전 경련. 전날 피로감, 체기 있었음. 전조증상 없이 5분 내로 증상 나타남.
(2015.05.27.) 졸업여행 다녀온 후 경련 X. 원내에서 경련 1회, 거품 물고 반동성 있었음. 자락 후 돌아옴.
(2015.07.27.) 경련 괜찮았고, 항경련제 케ㅇ라, 토ㅇ맥스 줄임.
(2015.08.22.) 항경련제 1/3 줄이고도 경련 없었음.
(2015.09.05.) 중국 여행 다녀오고 경련 없었음.
(2015.09.29.) 할머니 집에서 점심 먹은 후 경련 2회.
(2015.11.14.) 경련 없었고 3일 전부터 항경련제 용량 줄임.
(2016.01.16.) 병원 오다가 차 안에서 3~4분 경련. 거품 나오고 눈 돌아감.
(2016.04.02.) 폐렴으로 입원했다가 퇴원. 목요일 경련 1회.
(2016.05.05.) 주로 경련하는 시간대가 오후 3시 전후라 낮에 주사안신환 복용.
(2016.07.30.) 경련은 없었고 최근 한 달 사이 오른손에 힘이 빠지는지 물건을 놓치는 증상을 보임. 항경련제 3종류 지난주 모두 중단함.
(2016.12.02.) 장염으로 입원 중 경련 1회.
(2017.03.28.) 감기는 아닌데 목 아프다고 함. 다른 특별 증상은 없음.
(2017.06.23.) 장염으로 설사 하루에 2번씩 함. 배가 부글거리고 명치 쪽이 아프고 잔기침.
(2019.04.19.) 항경련제 모두 중단. 특별한 증상 X.

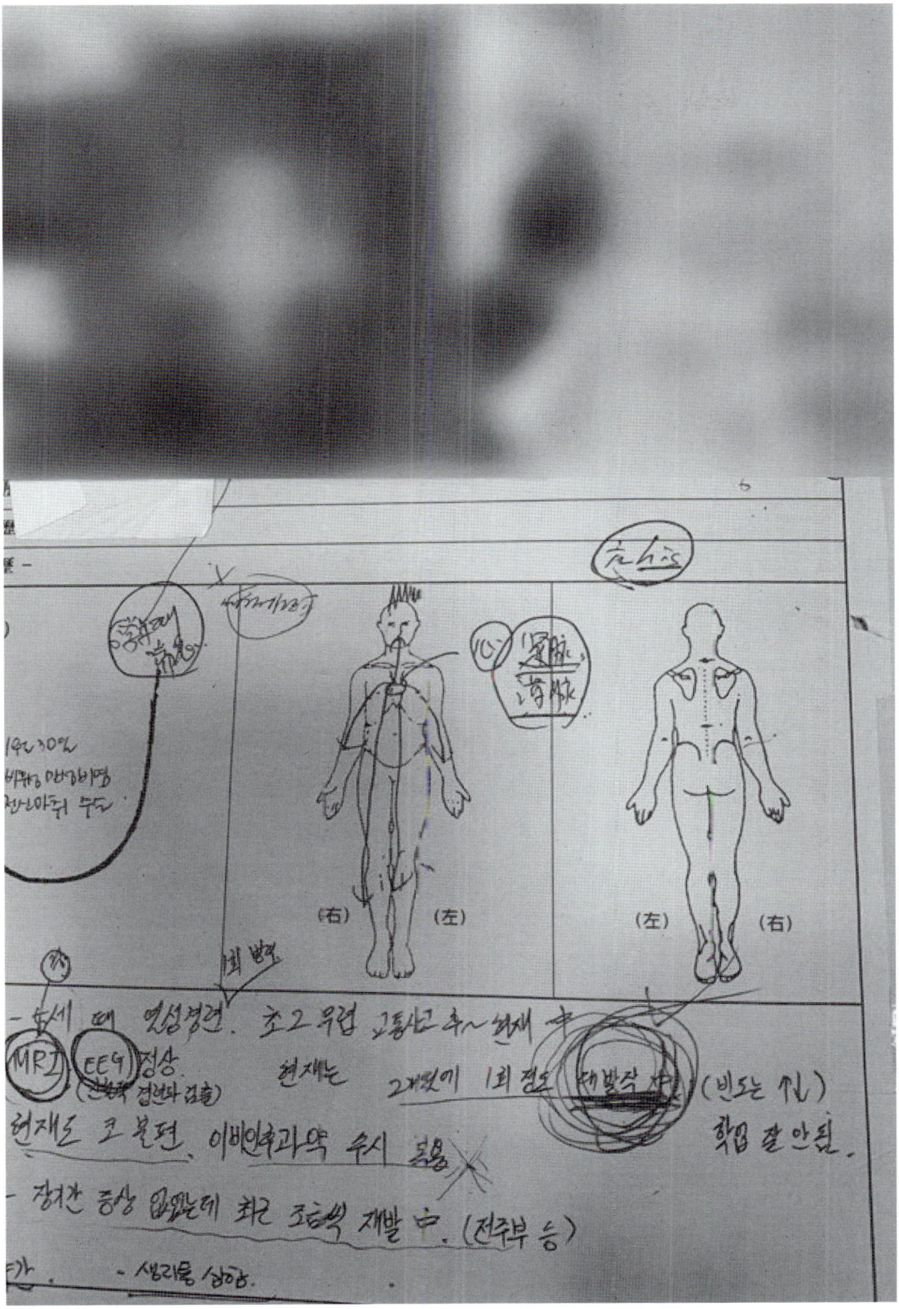

- 5세 때 열성경련. 초2 무렵 고통산고 후~현재 中
  MRI EEG 정상   현재는 그때보다 1회 정도 대발작 中 (빈도는 ↑) 확실친 안됨.
  현재도 코 불편, 이비인후과약 수시 복용

- 경기간 증상 없는데 최근 3달씩 재발 ㅎ (전조부 등)
  - 생리통 심함.

						상병분류기호	
상병명	(주)난치성 간질을 동반하지 않은 상세불명의 간질					G40.90	
진료기간	2009년 08월 03일 ~ 2012년 11월 08일		진료구분	✔	입원	✔	외래

2009년 8월 status epilepticus 로 본원 내원한 환아로 12.7경부터 경련 빈도 증가하여
AED   750mg bid,   50mg bid,
il 0.25mg bid 복용 중입니다. 최근   증량 중으로 귀원에서의 진료 의뢰드립니다.

의 항경련제 복용 추이

날짜	항경련제 종류, 복용 용량
/	케프라 토파맥스
5/2	아침: 토파맥스 50mg 케프라 500mg / 저녁: 토파맥스 100mg 케프라 1000mg.
7/27	아침: 〃 〃 / 저녁: 토파맥스 25mg 케프라 75mg.
8/중순	아침: 토파맥스 약 37mg 케프라 약 40mg / 저녁: 토파맥스 50mg 케프라 50mg
11/11	아침: 토파맥스 17mg 케프라 25mg / 저녁: 토파맥스 28mg 케프라 50mg
12/20	아침: 토파맥스 8mg, 케프라 20mg / 저녁: 토파맥스 23mg, 케프라 45mg
2/20	〃 6mg, 〃 17mg / 〃 20mg, 〃 40mg
3/20	〃 5mg / 10mg, 〃 25mg
7/30	약 다 끊음. 경련 X. 몸에 힘 풀림 감. (7/23부터)

25. 신○○ (뇌 -502)

첫 내원 시 당시 소견

2014년 1월
3세 / 男

가장 불편한 증상

뇌전증

증상이 나타난 시기

2주 전

초진 소견 당시 현재 가지고 있는 병증에 대한 기록

2주 전에 침대에서 떨어지고 3일 후 자다가 깨서 팔 경련(눈도 위로 올라감).
현재도 자다가 움찔거림. 발달이 늦음.
걷는 건 2개월 전부터 했고 대근육 발달이 늦고 언어도 늦음.
언어치료, 물리치료 중이며 항경련제 이틀 투여한 상태.

동반 증상

열이 나면 잘 안 떨어지고 오래감.
잘 놀래고 예민하고 분리불안 있음.
변을 자주 보고 붉은 편이라 함.
수면 시 머리 젖을 정도로 땀을 흘림.

치료 내용

한약 복용 및 주기적인 통원 치료 병행

치료 경과

(2014.01) 설사는 줄었으며 체기가 있는지 밥을 잘 못 먹고 있음.
(2014.02) 목욕탕에서 미끄러지면서 머리 부딪힌 후 숙면 안 되고 많이 울고 보채고 움찔거림.
(2014.02) 수면 시 심장이 빨리 뛰는 것 같고 그럴 때 화들짝 놀람.
(2014.05) 해열진통제 복용해도 열이 안 떨어짐(38.5도 이상).
(2014.08) 최근 3일간 고열 있다가 해열주사 맞음. 어제 낮에 가볍게 <u>10초 정도 경련 1회</u>. 현재 병원 입원 중.
(2015.03) 음식 소화 안 돼서 미열 있었으나 손, 발 자락 후 상비약 복용 후 괜찮아짐.
(2015.10) 8월 이후 최근까지 경련은 없었음. 잠도 잘 자고 잘 지낸다 함.
(2016.01) 현재 미열, 가래기침 3~4일, 열 어제부터 남. 자고 일어나서 기침.
(2016.08) 감기 증상 조금. 경련 없었음. 먹는 것, 자는 것 모두 괜찮은 상태.
(2016.10~2017.4.1.) 경련 X, 특별한 증상 없이 잘 지내고 있다 함.
(2018.12.27.) 감기도 거의 없고, 많이 좋아진 상태 유지 중.
(2019.11) <u>5년째 경련 없이 잘 지내는 중.</u>

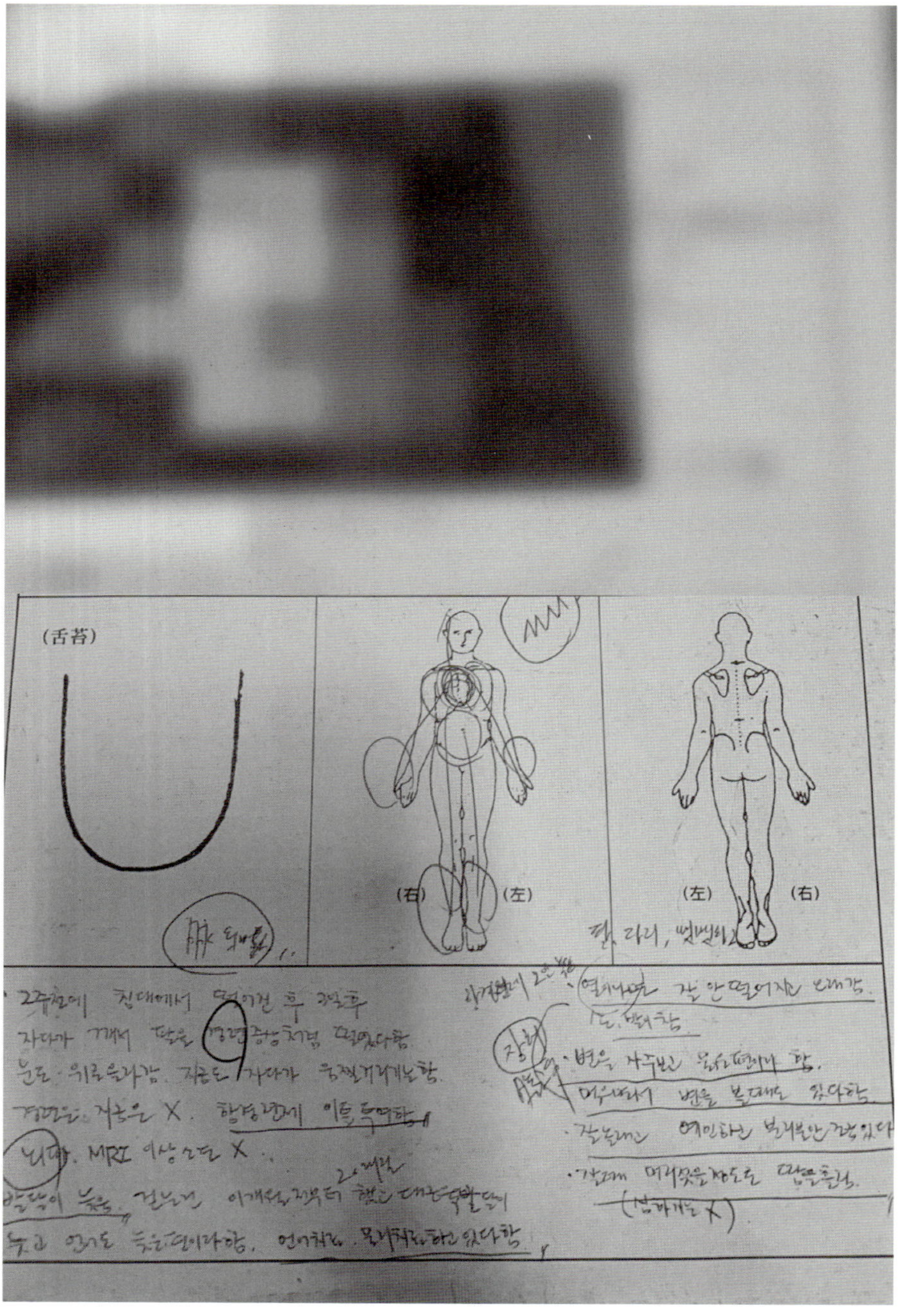

180 뇌전증 완치 실제 사례

12/26 H.C.
어머님이 보기엔 잠기는 많이 돌아간거 같다함.
경련증상은 X. 잘~ 핥아먹었탕.
발딛임이 뚝딱하다 느낌이 같아 걱정이라 하심.

4/11 H.C X
5/11 H.C X.
8/1 4H.C 특별한것 X
9/3 H.C 밥먹을때 저금무이 쑤어있누이
  잘득 못하신 거에다가 잠기가 빠지고
  살살빠는 빠지고 해서 스트레스를
  별로들지 잘음 잘못잠관하함. (경련X.)
  ※ (강성이) ADHD 아들 보호자분께 잘읽힌 설명
   알려드림하함.

9/11 (15:18~) 특별증상 X

9/24 H.C 특별한즘 없고 장르 잘차고 족욕들고다함

9 (11: 나기)
  감기. 쿄요. 기침. 20%정도방.

19 H.C.
재장임 감기증방 X.
잘때 하밥보꼬 군덩이
 보인다함. 그래서 오경애으로
 더 떠이낭하함.

26. 권○○ (뇌 -479)

영아연축 완치 사례, 항경련제 복용 이후 인지기능 감소로 인해 한방 단용치료 시도를 통해 또래에 비해 빠른 정상 발달 소견을 보이는 기적의 치료 사례.

첫 내원 시 당시 소견

2011년 1월

가장 불편한 증상

영아연축, 경련 지속 중.

증상이 나타난 시기

생후 12개월, 대학병원 영아연축 진단.

초진 소견 당시 현재 가지고 있는 병증에 대한 기록

영아연축 – 이번 달 계명대학교 동산병원 진단. 항경련제 일주일간 복용.
계속 경련 지속 중. 1일 7~10회 정도 유지 – 눈빛이 없어지고(공포), 손목을 까딱거림.
왼쪽으로 고개가 기울어짐. 왼쪽의 발달이 약함.

동반 증상

숙면이 안 됨, 잘 깸.
입술이 건조, 대소변은 정상.
소리에 민감, 예민함.
좌측 안면에 붉은 발적.

치료 내용

한약 및 환약 복용, 주 2회 침치료 병행.

치료 경과

(2011.01.19.) 경기가 심했음. 1~2분 간격으로 계속 지속. 오늘이 제일 심했음. 계속 울고 보채고 뒤쪽으로 땀을 많이 흘려서 쉰내가 날 정도. 계속 운다.
(2011.02.05.) 어젯밤에 많이 울었음. 경기는 비슷.
(2011.02.19.) 자주 깨는 것 적음. 경련하는 것은 조금씩 줄어드는 듯.
(2011.02.23.) 경기 낮에 덜하고 일어났을 때 약간 연달아서 함. 에너지 넘치고 많이 설침.
(2011.02.26.) 호기심 많아지고, 네 발로 기는 자세 시도.
(2011.03.02.) 경련이 없었음. 자고 시도함. 항경련제 중단.
(2011.04~2019.07.10.) 이후 경련이 사라짐. 또래 이상으로 정상 발달 중.

한약 소개

성모아이한의원 원내탕전실에서 대표원장님이 직접 검수하는 한약들은 1999년부터 20만 회 이상 소아 처방 경험을 통해서 치료 효과와 안정성이 검증된 처방입니다. 성모아이한의원의 모든 약재는 나와 내 가족이 먹을 수 있는 정직하고 안전한 약재만 사용합니다.

생후 40일 신생아부터 진료하고 있으며, 신생아나 비위가 약한 아이들도 먹기 좋은 생약을 처방하고 있습니다. 천연색소로 색을 내며 유해한 첨가물은 함유되지 않으므로 안심하셔도 좋습니다.

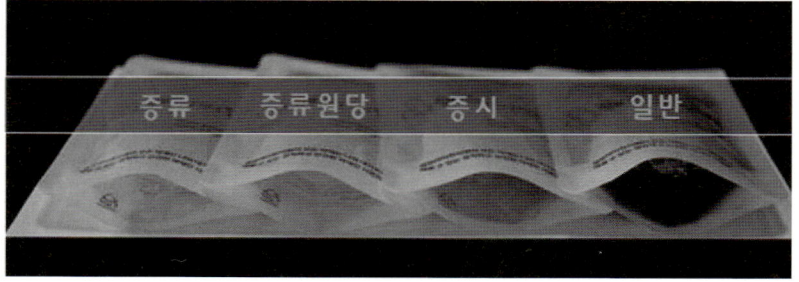

성모아이한의원에서는 증류한약, 증류원당(비정재원당)한약, 증류시럽(딸기맛 시럽)한약, 일반 한약을 선택하여 복용하실 수 있습니다. 증류한약은 일반 한약처럼 농도가 진한 텁텁한 맛이 없고, 색깔이 맑고 먹기 좋으므로 아이들이 거부감이 적습니다.

증류한약이란?

첫째, 검은 한약이 아니라서 만 1세 이하 영유아들도 먹기 좋습니다.

둘째, 약재가 증류된 수증기를 복용하므로 공해물질로부터 안전합니다.

셋째, 위장에 부담을 주지 않으므로 소화기가 허약한 영유아들이 복용하기 쉽습니다.

넷째, 효과가 뛰어납니다. 본원에서 지난 20년 동안 2만여 명의 소아 환자들에게 증류한약을 처방하여 현대의학에서 치료되지 못했던 각종 질환들을 근본치료 하오고 있습니다.

뇌전증 치료 기타 상비약

포롱환

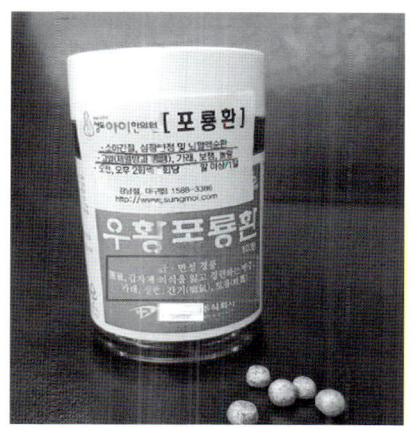

- 소아간질, 심장 안정 및 뇌혈액 순환
- 고열(체열방과 병행), 가래, 보챔, 놀람
- 1일 2~3회씩
   1~2세: 회당 1~2환
   3~5세: 회당 3~5환

영유아의 경기, 간질, 야경증, 가래 또는 아이가 고열이 나면서 울고 보채는 경우에 처방한다. 예전에는 아이들이 태어나면 포롱환으로 키웠다는 말이 있을 정도로 상용한다. 오랜 역사를 가지고 있는 대표적인 영유아 신경계 안정을 도모하는 처방으로, 고가의 사향, 우황, 진주, 호박, 우담남성, 천축황이 들어 있다.

주사안신환

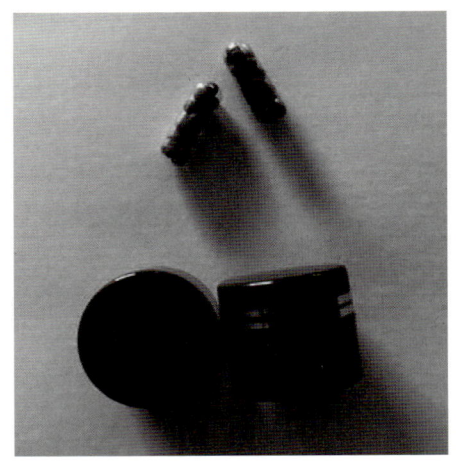

- 심한 간질 증상 시 심장 안정&혈액순환을 개선시켜 경련 완화에 도움
- 항경련제를 줄여 나가는 데 큰 도움
- 경련 심할 때에는 용량 2배로 늘려 복용

효능: 전간, 경계, 안신, 혈액순환 촉진, 정신 안정, 심번, 열이 몹시 나고 정신이 흐리고 헛소리하는 데, 잘 놀라고 가슴이 두근거리는 데, 잠을 자지 못하는 데 효험을 가집니다.

주사안신환은 정밀하게 법제(수비)한 경면주사와 안정성이 검증된 약재만을 사용합니다. 복용법에 대해서는 정확한 진단과 전문 의료진의 복약지도가 필요합니다.

곤담환

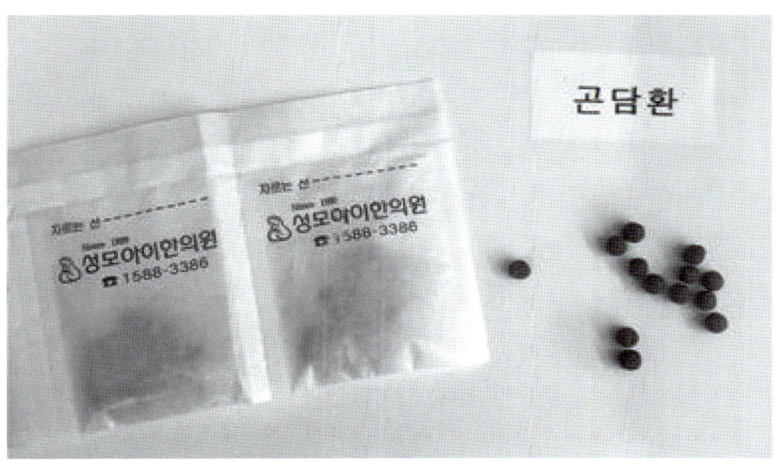

- 소화불량, 변비를 동반한 경련
- 단단한 대변을 오래 보지 못하거나 위장에서 막혀 있는 경우
- 습열과 담음이 몰려서 생긴 여러 병증을 치료하는 데 사용

체열방(증류한약)

- 영유아의 열감기에 사용
- 1일 5~6개를 물 대신 복용
  (심한 고열의 경우, 해열진통제를 병행)
- 고열 시 소시호탕과 함께 복용, 경련을 예방하기 위해 포룡환과 함께 복용
- 체열방은 소화를 촉진하는 처방

영유아 발열의 70% 이상은 소화불량을 동반한다. 체내에 독소가 있으면 인체가 발열을 통해서 해독을 시도하기 때문이다. 소아가 갑작스럽게 열이 발생했는데 소화불량, 식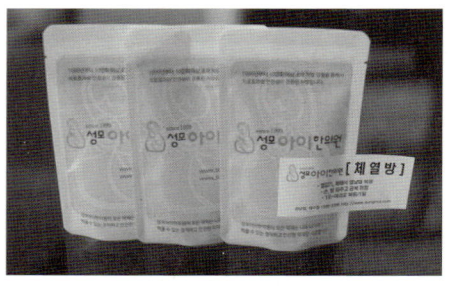욕부진, 복통, 구토, 설사를 동반한다면 위장 내의 독소 제거가 근본치료이다. 이러한 경우, 가정에서는 휴식과 공복을 취하도록 한다. 우유, 밀가루 음식은 소화가 잘 되지 않으니 섭취를 금한다. 물김치 국물은 소화를 촉진하고 탈수를 예방한다. 수박은 해열 작용이 있고 탈수를 예방하므로 여름철에 고열이 나면 수박을 섭취하도록 한다.

성모아이한의원을 내원한 환자의 80% 이상은 처음으로 해열진통제를 복용하지 않고 체열방을 복용하여 열을 이겨냈다. 이렇게 열이 낫게 되면 그 이후로는 열감기의 빈도가 감소하고 항생제 및 해열진통제의 사용도 줄게 된다.

발열방(증류한약)

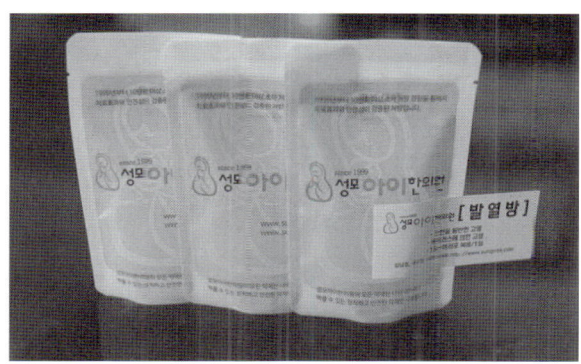

- 오한을 동반한 고열
- 바이러스에 의한 그열

열감기, 근육통을 동반한 독감 증상 시 소아, 성인 복용 가능한 처방

소시호탕(엑스산제)

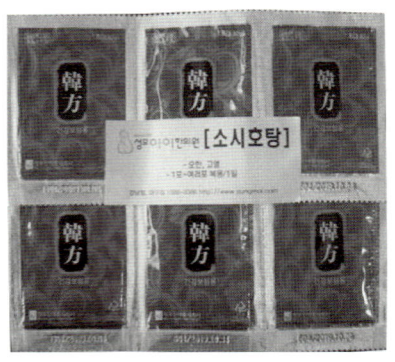

- 체내의 독소를 땀으로 배출하는 처방
- 편도선염이 있거나 영유아가 추웠다 더웠다 증상을 반복할 때, 고열 시 복용

독소(바이러스, 세균, 소화불량)가 체내에 침범하면 우리 몸의 해독 작용으로 발열반응이 나타난다. 이때 위장 내의 독소는 체열방을 복용하고 소화불량 증상이 없는 발열의 경우, 소시호탕을 복용한다.

안심단(大, 小 선택 가능)

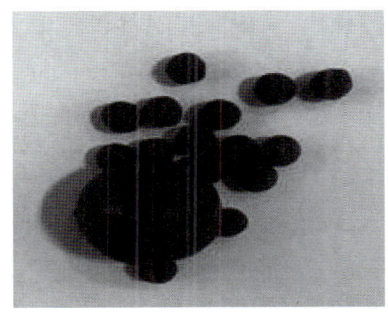

- 불안, 초조, 불면, 심장 안정, 뇌 혈액순환, 두뇌 향상
- 틱, ADHD
- 1년 이상 꾸준히 복용하는 약

우황청심환을 강화한 처방이다. 초·중·고등학생 및 성인의 초조, 불안, 불면, 틱, ADHD 화병에 사용한다. 면역증강약재 등 꾸준히 복용할 수 있는 안전한 약재로 구성되어 있다. 쓴맛이 심하여 비위가 허약한 사람은 처음에 먹기 힘든 경우가 있는데 적응하면 괜찮아진다. 복용하기 힘든 경우, 안심단(大)을 씹지 말고 절반이나 4분의 1식 나누어서 삼키도록 한다.

안신환(小)의 경우 크게 놀랐거나 가슴이 답답하고 불안할 때 또는 숙면을 취하지 못할 때 복용하도록 한다. 포룡환이 영유아의 경기, 간질, 야경증 등에 복용 시 효과가 좋은 처방으로 널리 알려져 있다면 안신환은 청소년, 성인의 불안, 경기에 좋다.

사백산(증류한약)

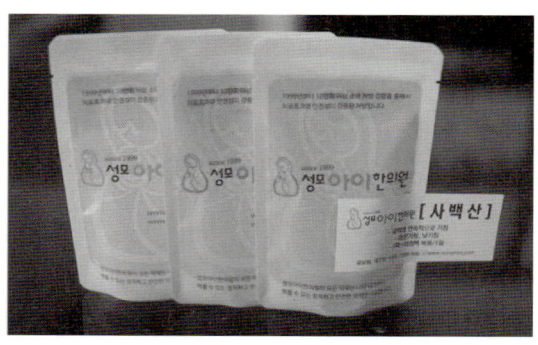

🍱 새벽에 연속적으로 기침을 할 때, 물 대신 사백산 3~4팩을 복용

천식, 모세기관지염을 화학 약품 없이 근본치료를 할 수 있다.

삼소음(엑스산제, 정제 중 선택 가능)

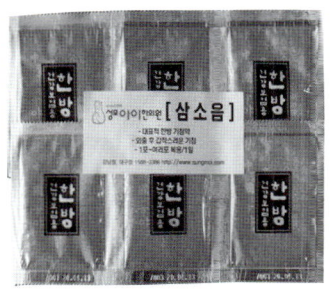 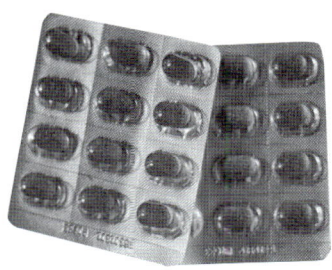

- 대표적인 한방 기침약
- 외출 후 갑작스러운 기침 증상이 있을 때 바이러스를 몸 밖으로 배출하는 처방

처방 구성이 독하지 않고 무난하여 영유아 및 성인의 초기 기침에도 도움이 된다.

담수방(증류한약)

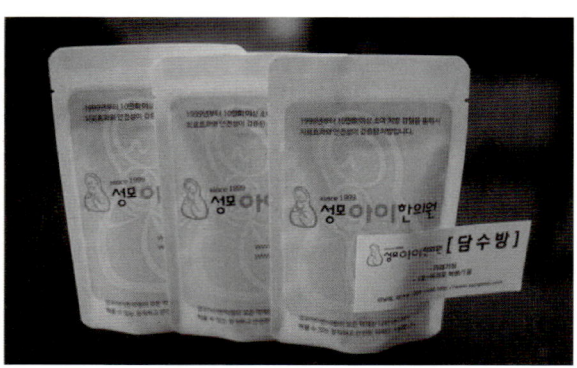

- 가래기침의 명약
- 담수방 3~4팩을 물을 대신하여 연속적으로 복용
  (가래기침을 하면서 아이가 보채는 경우에는 포룡환을 함께 복용)

담수방을 복용하더라도 가래기침이 호전되지 않는 경우도 가끔 있다. 그러한 경우에는 신속히 소아의 증상과 체질에 맞는 가래기침 처방을 복용하여 항생제 없이 모세기관지염, 천식을 근본적으로 치료했다.

야수방(증류한약)

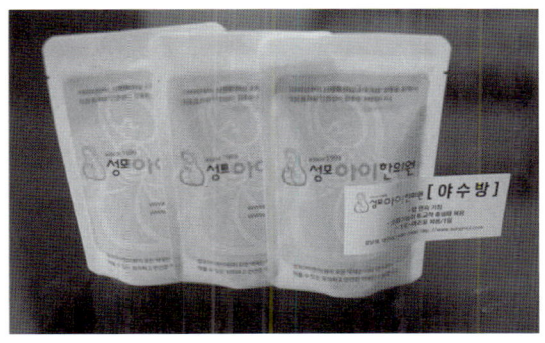

🍵 평소에 소화 기능이 좋은 영유아의 심한 야간 연속기침에 처방

화학약품의 복용으로도 연속기칠이 낫지 않는 경우가 많다. 이때, 야수방을 복용하고 호전되는 경우를 많이 목격했다. 또한, 야수방은 기관지 점막에 수분을 공급하는 처방이므로 소아 천식의 근본적인 처방이 된다. 장기간 지속된 소아 천식은 개인의 체질에 맞는 야수방을 통해서 대부분 근본치료가 가능했다.

향갈탕(증류한약)

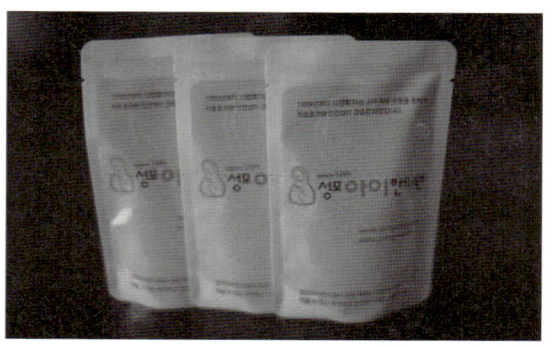

- 초기 감기
- 첫날 콧물, 기침, 몸살

인삼패독산(엑스산제)

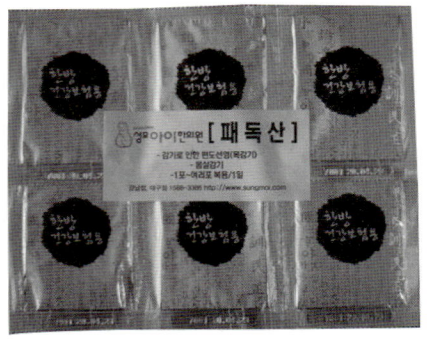

- 목감기(감기로 인한 편도선염, 목의 통증), 몸살감기(온몸이 쑤시고 아픔)에 복용

소청룡탕(엑스산제, 정제, 연조엑스 중 선택 가능)

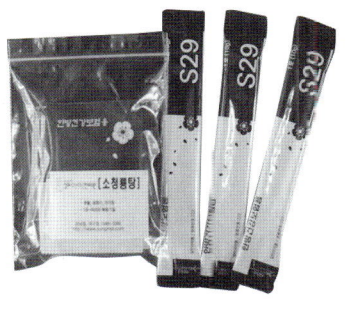 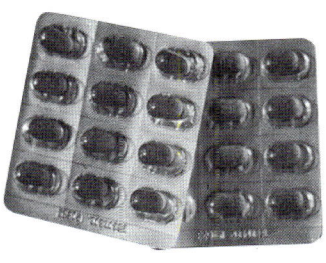

콧물, 재채기, 잔기침에 처방

현대 의학에서는 초기 비염에 코의 가려움증을 완화하기 위해서 항히스타민제를 사용한다. 항히스타민제는 콧물과 재채기에는 양호한 효과가 있지만 피로, 졸림, 입 마름 등 면역 저하 증상의 부작용이 있다. 따라서 영유아 초기의 맑은 콧물, 재채기에 체질에 맞는 면역증강탕과 소청룡탕을 함께 복용한다.

영유아의 만성 비염의 경우, 아이의 체질에 맞는 면역증강탕을 꾸준히 복용하면 대부분 근본치료 되어서 수년간 화학약품을 복용하지 않고도 잘 지내게 된다.

형개연교탕(엑스산제, 연조엑스)

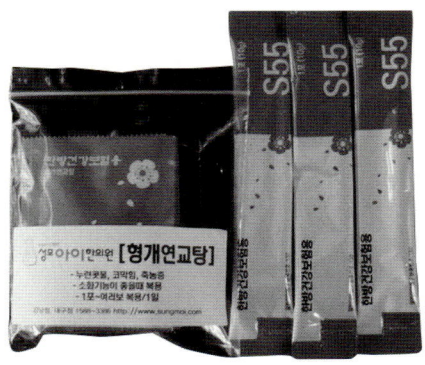

🎁 누런 콧물, 코 막힘 등 축농증에 사용
(소화 기능이 비교적 좋은 소아에게 처방)

항생제를 장기간 복용해도 낫지 않는 만성 축농증은 면역력이 저하되면 증상이 더욱 심해진다. 이러한 경우, 항생제 대신 소아의 체질에 맞는 축농증 근본치료 면역증강탕을 형개연교탕과 함께 복용하면서 대부분의 영유아 및 성인 축농증이 근본적으로 치료되었다.

평위산(평위단) (증류한약, 엑스산정, 정제 중 선택 가능)

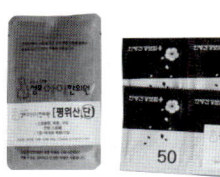 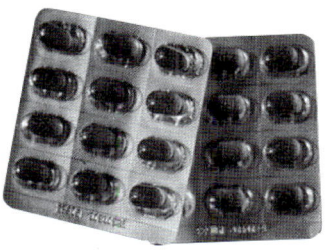

- 소아의 소화불량, 복통, 구트에 처방하는 한방소화제

위령탕(2-2/증류한약)

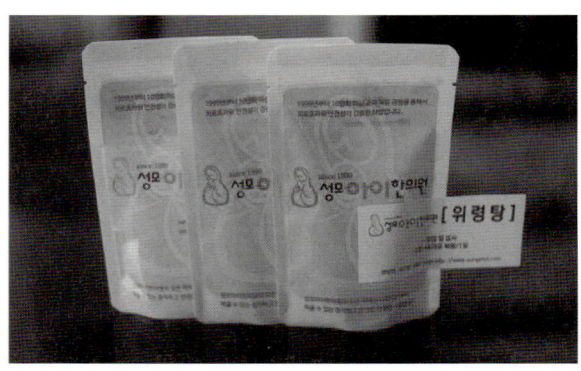

- 영유아의 장염 및 설사 증상에 처방

영유아들은 설사를 할 때 항생제 및 지사제를 사용해도 잦은 설사, 장염에 시달리는 경우가 많다. 이때 화학약품 없이 위령탕 복용만으로도 장염이 낫는 것을 경험할 수 있다. 근본적으로, 위장 기능의 면역력을 증강시켜 주는 처방을 통해 소아장염은 완치될 수 있다.

오적산(정제)

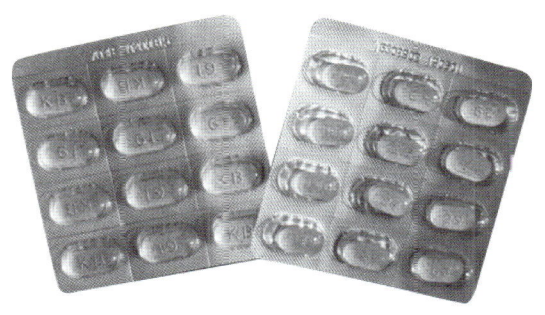

- 위장염
- 허리통증, 신경통, 관절통
- 월경통, 냉증, 갱년기장애
- 두통

소화환

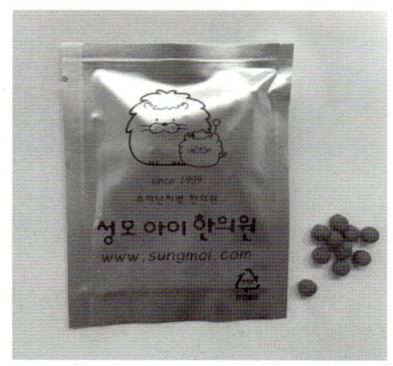

- 소화불량, 식체, 복통, 구토 시 복용
- 1회 복용 시 성인 20환/소아 10환

변비, 트림을 자주 하거나, 신물이 올라올 때 혹은 가슴이 두근거리는 증상이 있으면 처방한다. 생리통이나 소화 불량으로 경련을 하는 경우 막힌 것을 뚫어주는 의미도 있다. 가래기침, 특히 가래가 많고 열이 있을 때 먹어도 도움이 된다.